10分钟按摩活经络

张怡 白雪莲 ◎ 编著

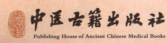
中医古籍出版社
Publishing House of Ancient Chinese Medical Books

图书在版编目（CIP）数据

10分钟按摩活经络/张怡,白雪莲编著.-- 北京：中医古籍出版社,2023.3
ISBN 978-7-5152-2442-8

Ⅰ.①1… Ⅱ.①张… ②白… Ⅲ.①按摩疗法（中医）Ⅳ.① R244.1

中国版本图书馆 CIP 数据核字（2022）第 175848 号

10分钟按摩活经络

张怡　白雪莲　编著

策划编辑：	李　淳
责任编辑：	李　炎
封面设计：	王青宜
出版发行：	中医古籍出版社
社　　址：	北京市东城区东直门内南小街 16 号（100700）
电　　话：	010-64089446（总编室）010-64002949（发行部）
网　　址：	www.zhongyiguji.com.cn
印　　刷：	水印书香（唐山）印刷有限公司
开　　本：	710mm×1000mm　1/16
印　　张：	14
字　　数：	235 千字
版　　次：	2023 年 3 月第 1 版　2023 年 3 月第 1 次印刷
书　　号：	ISBN 978-7-5152-2442-8
定　　价：	68.00 元

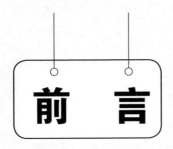

按摩疗法是我国医学宝库中最具特色的一种医疗保健方法。早在秦汉时期，我国第一部医学专著《黄帝内经》中就有关于按摩疗法的论述，战国时期的名医扁鹊就曾运用推拿按摩的手法治疗暴疾，并取得成功……按摩经济简便，既不需要特殊医疗设备，也不受时间、地点、气候条件的限制，随时随地都可施行；且平稳可靠，易学易用，无任何副作用。对正常人来说，能增强自然抗病能力，取得保健效果；对病人来说，既可使局部症状消退，又可加速恢复患部的功能，从而收到良好的治疗效果。

本书第一章介绍了按摩治病的原理、常用手法、按摩的风险及注意事项等；第二章简洁介绍人体保健要穴及按摩方法；第三章到第八章分别就常见病、骨伤科、妇科、男科、五官科、皮肤科、美容养颜的选穴定位、方义分析、按摩方法和注意事项进行了详细介绍。

书中语言通俗易懂，图文并茂，帮助读者轻松学会在家按摩，以扶正人体阳气，祛除体内病邪，预防疾病，希望我们的努力能帮助您获得更加健康的身体。

编　者

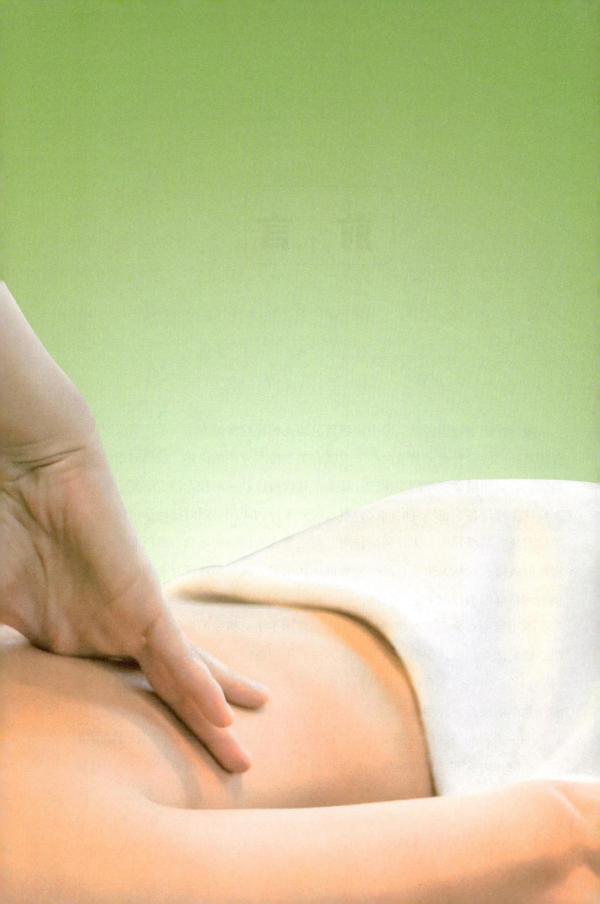

目录
CONTENTS

按摩：中华医学的智慧结晶

按摩的悠久历史	002
按摩疗法的作用	003
适应证与禁忌证	004
实用的按摩手法	004
按摩的要求和时间	007
按摩后反应	008
取穴有方——用身体做尺子	010

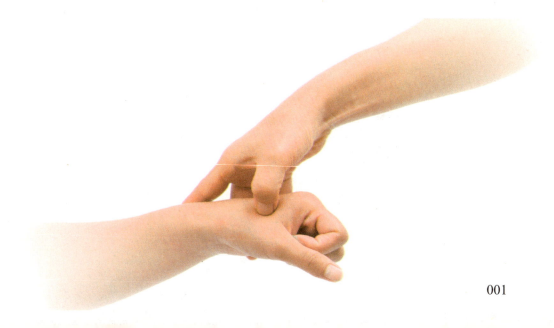

人体养生大穴及保健按摩

强身健体效验穴：益寿延年少生病……………………014

健脑养心效验穴：增强脑力，养心护心缓疲劳………018

保养五官特效穴：头与面，延年益寿的"长命锁"…024

养肺止咳效验穴：让呼吸畅通无阻……………………027

消化效验穴：轻松消化，身体健康顶呱呱……………030

养肝护胆效验穴：让肝胆病无处遁形…………………034

妇科效验穴：挥别妇科病的梦魇………………………037

生殖效验穴：身体大药，为"性福"保驾护航………040

止痉镇痛效验穴：颈肩腰腿疼痛去无踪………………043

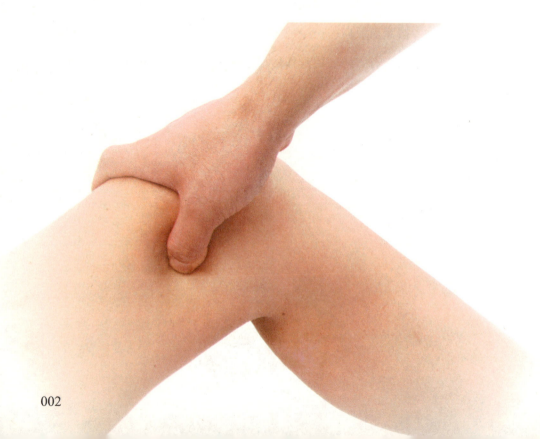

内科疾病的按摩疗法

感　冒	048
咳　嗽	050
食欲减退	052
呃　逆	054
胃　痛	056
慢性胃炎	059
腹　胀	062
腹　痛	065
慢性腹泻	068
高血压	071
低血压	073
慢性肝炎	075
便　秘	078
困倦易疲劳	081
眩　晕	083
神经衰弱	086
偏头痛	088
心　悸	090
宿　醉	092
尿　频	095
三叉神经痛	097

外科疾病的按摩疗法

颈椎病 …………………………………… 102

肩关节周围炎 …………………………… 104

手臂疼痛 ………………………………… 106

腰肌劳损 ………………………………… 109

急性腰扭伤 ……………………………… 111

腰椎间盘突出 …………………………… 113

腕关节扭伤 ……………………………… 116

风湿痛 …………………………………… 118

膝关节炎 ………………………………… 121

踝关节扭伤 ……………………………… 123

足跟痛 …………………………………… 126

慢性胆囊炎 ……………………………… 128

痔疮 ……………………………………… 131

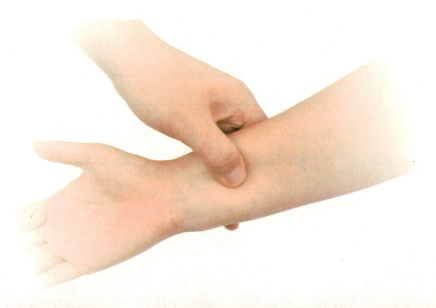

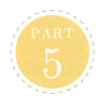

五官科疾病的按摩疗法

视疲劳	136
耳鸣	138
过敏性鼻炎	140
牙　痛	142
咽　痛	144

妇科疾病的按摩疗法

痛　经	148
月经不调	150
带下病	152
乳腺炎	154
乳腺增生	156
外阴瘙痒	158
慢性盆腔炎	160
不孕症	163
妊娠呕吐	166
产后腰腹痛	168
产后缺乳	170

PART 7 男科疾病的按摩疗法

遗　精	174
阳　痿	177
早　泄	180
慢性前列腺炎	183
不育症	186

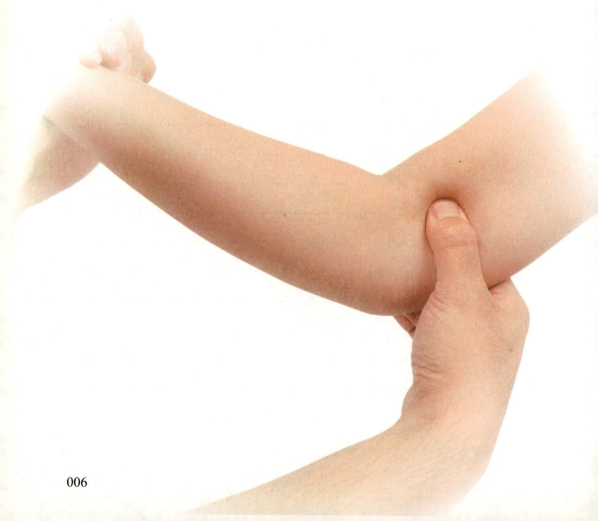

PART 8 养颜瘦身的按摩疗法

痤　疮·· 190

眼　袋·· 192

面部皱纹·· 195

额头纹、鱼尾纹···································· 198

皮肤粗糙·· 201

乳房下垂·· 204

乳房发育不良······································· 206

肩部健美·· 208

肥胖症·· 210

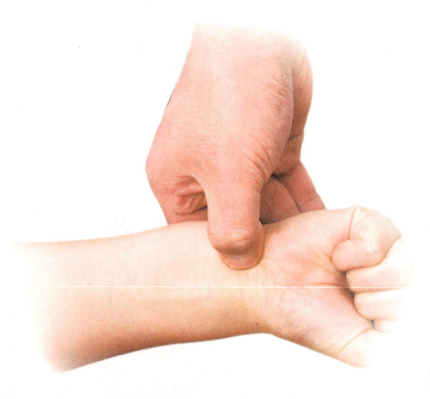

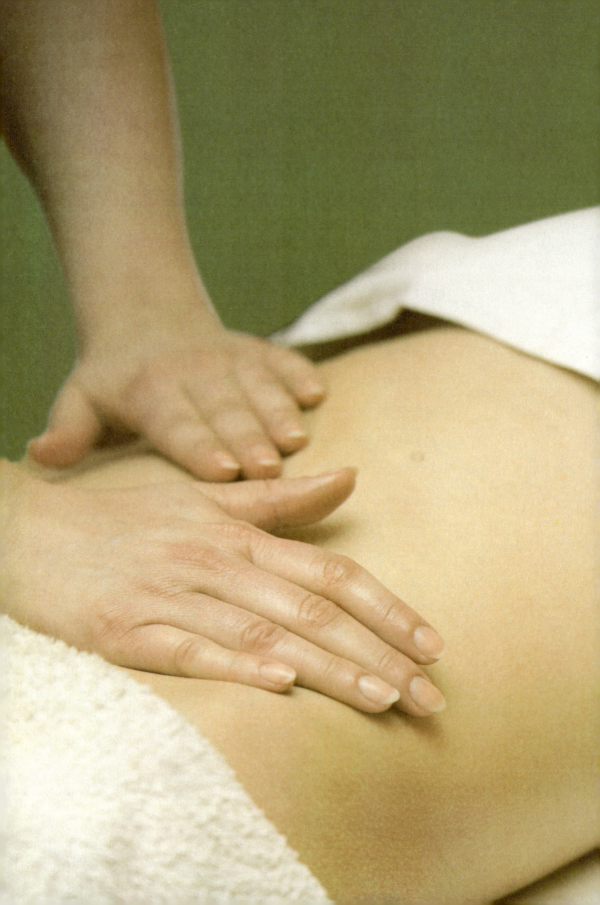

按摩：中华医学的智慧结晶

按摩的悠久历史

按摩是中华医学的瑰宝，在我国有着悠久的历史，凝结着我国劳动人民的智慧。按摩，也称为推拿，是以我国传统的经络学说、穴位学说为基础，运用手部技法施于体表特定部位进而调节人体机能与病理状况，最终达到保健、治疗目的的健身措施。早在秦汉时期，我国第一部医学专著《黄帝内经》中就有关于按摩疗法的论述，且在这一时期，我国第一部按摩专著《黄帝岐伯按摩十卷》也问世了，当时的名医扁鹊、华佗就用这种方法治疗了许多疾病。魏、晋、隋、唐时期，按摩治疗和按摩保健已十分流行，并传入了朝鲜、日本、印度和欧洲。宋、金、元时期，按摩防治的范围更为广泛，涉及内、外、妇、儿各科疾病。及至明、清时期，按摩理论有了进一步的发展，尤其是用按摩方法治疗小儿疾病，形成了独特的体系。新中国成立后，在党的中医政策指导下，按摩疗法得到了高度重视，挖掘整理了大量文献资料，创办了各种按摩培训班，并在中医院校设立了按摩专业，编撰了按摩教材，进行了大量的临床实践研究，使按摩疗法成为一种重要的治疗方法，广泛应用于临床。目前，回归自然的热潮席卷全球，按摩疗法再次被推崇为非药物疗法的代表，以其简单易学、便于操作、疗效显著、费用低廉、无毒副反应等特点深受国内外各界人士的喜爱，且已成为现代人们追求绿色保健、提高生活质量的有效方法。

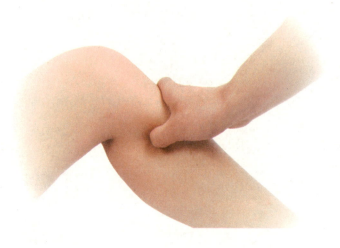

按摩疗法的作用

疏通经络

《黄帝内经》里说"经络不通；病生于不仁，治之以按摩"，说明按摩有疏通经络的作用。如按揉足三里、推脾经可增加消化液的分泌功能等，从现代医学角度来看，按摩主要是通过刺激末梢神经，促进血液、淋巴循环及组织间的代谢过程，以协调各组织、器官间的功能，使机体的新陈代谢水平有所提高。

调和气血

明代养生家罗洪在《万寿仙书》里说"按摩法能疏通毛窍，能运旋荣卫"。这里的运旋荣卫，就是调和气血之意。因为按摩就是以柔软、轻和之力，循经络、按穴位，施术于人体，通过经络的传导来调节全身，借以调和营卫气血，增强机体健康。现代医学认为，推拿手法的机械刺激，通过将机械能转化为热能的综合作用，以提高局部组织的温度，促使毛细血管扩张，改善血液和淋巴循环，使血液黏滞性减低，降低周围血管阻力，减轻心脏负担，故可防治心血管疾病。

提高机体免疫能力

如小儿痢疾，经推拿后症状减轻或消失；小儿肺部有干湿性啰音时，按揉小横纹、掌心横纹有效。有人曾在同龄儿童中并列对照组进行保健推拿，经推拿的儿童组，发病率下降，身高、体重、食欲等皆高于对照组。以上临床实践及其他动物实验皆证明，推拿按摩具有抗炎、退热、提高免疫力的作用，可增强人体的抗病能力。

也正是由于按摩能够疏通经络，使气血周流、保持机体的阴阳平衡，所以按摩后可感到肌肉放松、关节灵活，使人精神振奋，消除疲劳，对保证身体健康有重要作用。

适应证与禁忌证

适应证

扭伤，关节脱位，腰肌劳损，肌肉萎缩，偏头痛，头痛，三叉神经痛，肋间神经痛，股神经痛，坐骨神经痛，腰背神经痛，四肢关节痛包括肩、肘、腕、膝、踝、指趾关节疼痛，面神经麻痹，肌肉痉挛。其他如神经性呕吐，消化不良症，习惯性便秘，胃下垂，慢性胃炎，失眠，遗精，以及妇女痛经与神经官能症等，都可考虑使用或配合使用按摩手法。

禁忌证

各种急性传染病，急性骨髓炎，结核性关节炎，传染性皮肤病，皮肤湿疹，水火烫伤，皮肤溃疡，肿瘤，以及各种疮疡等。此外，妇女经期，怀孕五个月以上的孕妇，急性腹膜炎、急性化脓性腹膜炎、急性阑尾炎患者和某些久病虚弱的、素有严重心血管病的或高龄体弱的患者，都是禁忌按摩的。此外，在过饥、过饱、酗酒或过度疲劳时，也不宜作推拿。

实用的按摩手法

按法

按法是用手指、手掌、肘或足按压身体某一部位的一种手法，按压的深度可浅到肌肉，深达骨骼、关节、内脏。按压的方向要垂直，按压的力度要由轻到重，在有一定的压迫感后持续一段时间，再慢慢放松；也可间歇性地一按一放，有节奏地按压。切忌用迅猛的爆发力，以免产生不良反应。

第一章 按摩：中华医学的智慧结晶

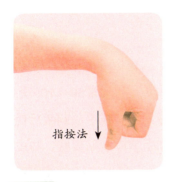
指按法

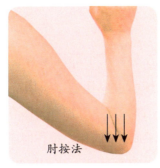
肘按法

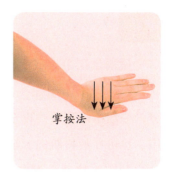
掌按法

摩法

摩法是用手指或手掌在患者身体的适当部位给以柔软的抚摩，叫作摩法。摩法多配合按法、推法，有常用于上肢、肩端的单手摩法和常用于胸部的双手摩法。

推法

推法是用指、掌、肘部等着力于人体某一个部位或穴位，做前后、上下或左右的推动。推法所用的力量需由轻而重，并根据不同部位决定用力大小。用力大时，作用达肌肉、内脏；用力小时，作用达皮下组织。一般频率为50～150次/分，开始稍慢，逐渐加快。推法根据不同的部位和病情，可分为指推、掌推、肘推、拳推。

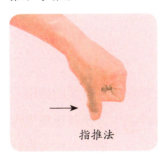
指推法

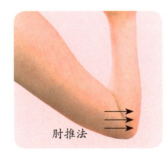
肘推法

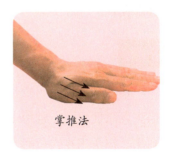
掌推法

拿法

拿法是用拇指与中指、食指或拇指与其余四指形成弧形（如对拿内关、外关穴），做对称用力、一松一紧的拿按动作。常用于四肢部的穴位。

揉法

揉法是用手指或手掌面在身体某个部位做回旋揉动。揉法的作用力一般不大，仅达到皮下组织，但重揉时可以作用于肌肉。频率较慢，通常50~100次/分，一般由轻到重，再至轻。此种手法较温和，多在疼痛部位或强手法刺激后使用，也可在放松肌肉、解除局部痉挛时用。操作时手指和手掌应紧贴皮肤，与皮肤之间不能移动。而皮下的组织被揉动，幅度可逐渐扩大。根据按揉的部位不同，可分为拇指揉、大鱼际揉、肘揉、掌揉等。

捏法

捏法是在适当部位，利用手指把皮肤和肌肉从骨面上捏起来。捏法和拿法有某些类似之处，但是拿法要用手的全力，捏法则着重在手指上。拿法用力要重些，捏法用力要轻些。捏法是推拿中常用的基本手法，常与揉法配合使用。捏法实际包括了指尖的挤压作用，能使皮肤、肌腱活动能力加强，改善血液和淋巴循环。

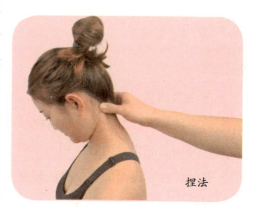

捏法

掐法

掐法是用拇指、中指或食指在身体某个部位或穴位上做深入并持续的掐压。掐法刺激性较强，常用于穴位刺激按摩。操作时用力需由小到大，使其作用由浅到深。掐法用在穴位时，会有强烈的酸胀感，称"得气"反应。掐法也称为指针法，即以指代针的意思。另与掐法近似的一种指切法，是用一手或两手拇指做一排排轻巧而密集的掐压，边掐边向前推进。这种方法一般用于组织肿胀时，将其向前方推散，而使肿胀散开。

打法

打法又叫叩击法。打法手劲要轻重有准，柔软而灵活，主要用的是双手，常用手法有侧掌切击法、平掌拍击法、横拳叩击法和竖拳叩击法等。

按摩的要求和时间

按摩的要求

持久：指操作手法要按规定的技术要求和操作规范持续作用，保持动作和力量的连贯性，并维持一定时间，以使手法的刺激积累而产生良好的作用。

有力：指手法刺激必须具有一定的力度，所谓"力"不是指单纯的力量，而是指一种功力或技巧力，且这种力不是固定不变的，而是要根据对象、部位、手法性质以及季节变化而变化。

均匀：指手法动作的幅度、速度和力量必须保持一致，既平稳又有节奏。

柔和：指动作要稳、柔、灵活，用力要缓和，力度要适宜，使手法轻而不浮、重而不滞。

渗透：指手法作用于体表，其刺激能透达至深层的筋脉、骨肉甚至脏腑。

应该指出的是持久、有力、均匀、柔和、渗透这五方面是相辅相成、密切相关的。持续运用的手法逐渐降低肌肉的张力，使手法功力能够逐渐渗透到组织深部，均匀协调的动作使手法更趋柔和，而力量与技巧的完美结合，则使手法既有力又柔和，达到"刚柔相济"的境界，只有这样，才能使手法具有良好的"渗透"作用。

按摩强度

根据患者的症状、体征、治疗部位以及耐受能力，选择适宜的按摩手法和按摩强度。

按摩开始时的手法需轻而柔和，逐渐增强到一定的强度，并维持一段时间后，再逐渐减轻强度。

操作顺序

按摩肢体，一般由远端开始，逐渐向近端移动。

按摩躯干部位，由症状部位的外周开始，逐渐移向患处。

按摩时间

根据病情及治疗部位而定。急性期每次的治疗时间应短，慢性期时间可以稍长。

局部或单一关节的治疗，每次10~15分钟；较大面积或多部位的治疗，每次20~30分钟。

住院患者可以每天治疗1~2次，门诊患者可以每天治疗1次，或每周治疗2~3次。

按摩后反应

每个人在按摩后均会有不同程度的反应，在做经络按摩尤其是做自我按摩的时候，要多体会按摩反应。一方面可以体会按摩效果，另一方面还可以不断地改进自己的手法。按摩反应可分为正常反应、不正常反应和无反应。

正常反应

如果按摩手法正确，用力大小适当，时间长短合适，将出现以下正常的按摩反应。酸胀和轻度疼痛是在按压穴位时经常出现的反应，这可能是由于局部经络不通、气血瘀滞导致的，在穴位处出现这种感觉叫"气"。如在损伤和病痛部位出现，则说明该处有瘀血，有组织水肿和代谢产物的积聚，这正说明病痛就在于此处。此时不要改变按摩部位，应先减轻按摩的力度改用轻手法继续进行按摩，并逐渐增加刺激强度；按摩时间也应适当地延长，这样才会收到满意的效果。

发热常出现在摩擦类手法后，也可出现在其他按摩手法后，尤其是按摩时间较长时。这是由于局部皮肤组织受到按摩刺激后，神经兴奋、血管扩张改善了局部血液循环的缘故，而这正是治疗疾病和预防保健的需要。

出汗是被按摩的局部皮肤出现的较为常见的现象。这是由于局部皮肤的汗腺和皮脂腺在皮肤血管扩张、神经兴奋的同时分泌功能增强的结果，这对提高局部皮肤的免疫功能、增强抗病能力是有益的。

呼吸加深或大口喘气是按摩时常出现的现象，多半是不由自主的，但事后感到舒适。这可能是按摩刺激病损或疲劳皮肤部位时，局部组织缺氧信息通过神经反射传到中枢引起的。这很像人们在困倦时打呵欠，出现这种情况说明按摩得法。

无反应

无反应就是按摩后没变化，常因按摩手法太轻或未按摩到恰当的部位导致。遇到了这种情况不用着急，只要坚持练一练手劲，熟悉一下穴位和按摩的部位及推敲一下自己的手法，一般都会得到满意的效果。

舒适是按摩的目的。在按摩以后，人们常常感到局部或全身舒适，这正是按摩后局部组织供血和供氧改善，二氧化碳和代谢产物随血液排出体外，病痛得到缓解的表现。

不正常反应

按摩手法不当，过重或过轻都会出现不正常的按摩反应。

疼痛加剧常常在手法过重时出现，对于慢性疼痛性病变，手法得当不应该出现疼痛加剧。如果是初学按摩者，遇到这种情况更应首先想到是否手法过重问题，其次才是局部组织娇嫩或体质弱及适应能力差的缘故。出现这种情况要立即调整手法，从轻手法慢慢开始，或先做其周围组织的按摩，最后再做该部位。

青紫瘀斑的出现也是按摩后的不正常反应。其原因可能是手法过重，或指甲不适当地刺激了皮肤导致，要注意检查是否有血小板减少和其他凝血不良的原因。针对以上原因采取适当措施就可以解决出现青紫瘀斑的问题。

异常情况的出现要引起格外注意。如按摩某处而其他部位出现了意想不到的症状或者受伤后经按摩反而不能活动等，应立即停止按摩，到医院检查，进一步诊断后再做治疗。

取穴有方——用身体做尺子

正确取穴和按摩疗效关系很大。现代临床常用的腧穴定位与取穴方法有骨度分寸法、解剖标志法、手指同身寸和简便取穴法四种。

骨度分寸法

骨度分寸法始见于《灵枢·骨度》篇，是将人体的各个部位分别规定其折算长度，作为量取腧穴的标准。如前后发际间为12寸，两乳间为8寸，胸骨体下缘至脐中为8寸，脐孔至耻骨联合上缘为5寸，肩胛骨内缘至背正中线为3寸，腋前（后）横纹至肘横纹为9寸，肘横纹至腕横纹为12寸，股骨大粗隆（大转子）至膝中为19寸，膝中至外踝尖为16寸，胫骨内侧髁下缘至内踝尖为13寸，外踝尖至足底为3寸。

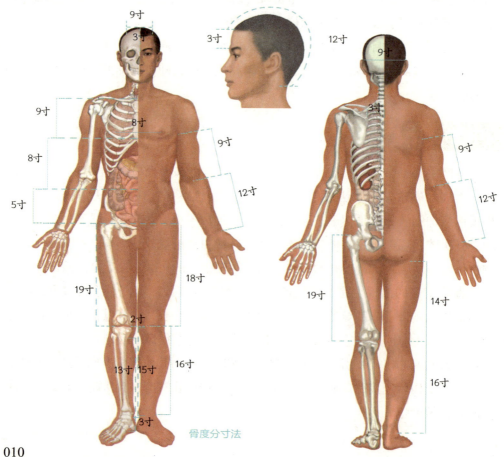

骨度分寸法

解剖标志法

解剖标志法会用到固定标志和动作标志两种标志来定位腧穴。

固定标志： 指不受人体活动影响而固定不移的标志，如五官、毛发、指（趾）甲、乳头、肚脐及各种骨节突起和凹陷部。这些标志固定不移，有利于腧穴的定位，如两眉之间取"印堂"，两乳之间取"膻中"等。

动作标志： 指必须采取相应的动作才能出现的标志，如张口于耳屏前方凹陷处取"听宫"，握拳于手掌横纹头取"后溪"等。

手指同身寸

手指同身寸是以患者的手指为标准，测量定穴的方法。临床常用以下三种：

中指同身寸： 是以患者的中指中节屈曲时内侧两端横纹头之间作为1寸，可用于四肢部取穴的直寸和背部取穴的横寸。

拇指同身寸： 是以患者拇指指关节的横度作为1寸，亦适用于四肢部的直寸取穴。

横指同身寸： 又名"一夫法"，是令患者将食指、中指、无名指和小指并拢，以中指中节横纹处为准，四指测量为3寸。

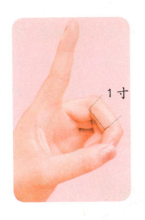
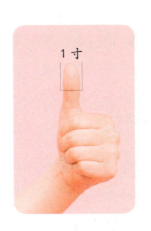
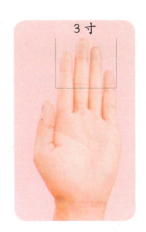

简便取穴法

临床上常用一种简便易行的取穴方法，如两耳尖直上取"百会"，两手虎口交叉取"列缺"，垂手中指端取"风市"等。

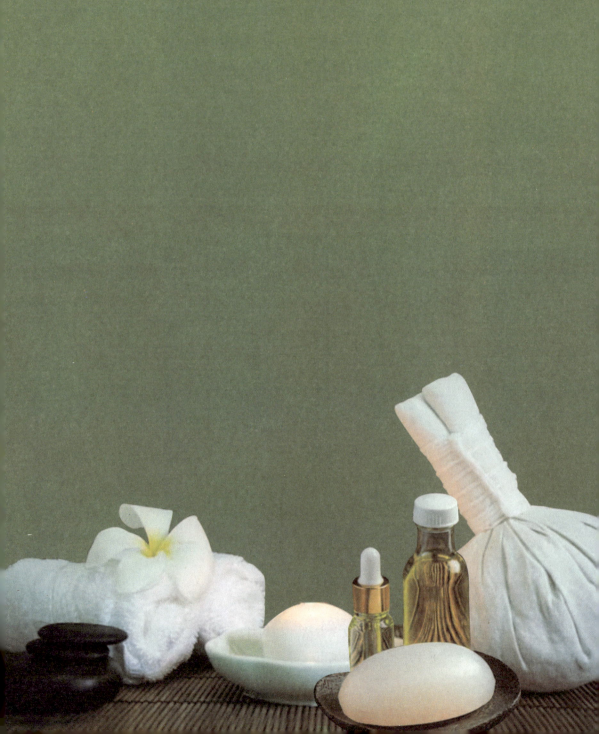

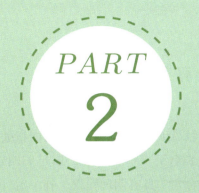

PART 2

人体养生大穴及保健按摩

强身健体效验穴：益寿延年少生病

足三里：强身健体长寿大穴

定位： 犊鼻下3寸，胫骨前嵴外1横指处，犊鼻与解溪连线上。

足三里别名下三里、下陵，属足阳明胃经，为胃经五输穴的合穴，五行属土，胃的下合穴。具有调理脾胃，补中益气，通经活络，疏风化湿，扶正培元的作用。主脾胃、肠及下肢病症，以治疗胃肠病、体质虚弱性病症及下肢病症为主。

足三里能治全身气血不和或阳气虚衰引起的病症，尤其是胃经气血不和，经常揉搓和敲打足三里能够进行调理，还可以治疗胃痛、呕吐、腹胀、肠鸣、泻泄、便秘等胃肠道消化不良的病症，从而提高人体的免疫力。

对于现代人来说，繁忙的工作让我们的身体疲惫不堪，如果每日能在临睡前按揉和敲打足三里，让它产生酸胀、发热的感觉。过一段时间后，整个人都会显得精神焕发，精力充沛。

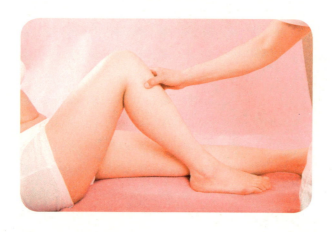

涌泉：滋润脏腑的第一源泉

穴位： 足底前部凹陷处，第2、第3趾趾缝纹头端与足跟连线的前1/3处。

涌泉别名地冲，属足少阴肾经，为足少阴肾经的井穴，五行属木。具有开窍醒神、清利头目的作用。主神志病，以治疗急症为主。

患者采用正坐或仰卧、跷足的姿势，然后用双拇指从足跟向足尖方向反复推搓涌泉，或用双手掌自然轻缓地拍打涌泉，以足底部有灼热感为宜。每天坚持按摩2次，每次10分钟。涌泉是一个井穴，即源头。按摩涌泉的目的就是引血归源，如果肾气不足，气就不往下走，不能归源，而往上走就会产生呃逆、寒性呕吐；肾气不足还会引起耳聋、耳鸣、高血压、老年痴呆等病症。因此，每天搓脚心，按涌泉就会起到引血归源，改善肾气不足的作用。

命门：补肾壮阳长寿大穴

穴位： 后正中线上，第2腰椎棘突下凹陷中。

命门别名精宫，属督脉。具有培元补肾、强健腰脊的作用，主下焦病症，以治疗肾阳不足性病症为主。

命门可以治疗腰部虚冷疼痛、遗尿、腹泻、男性的遗精，以及女性虚寒性的月经不调、习惯性流产等症状。另外，按摩命门有催情的作用，能改善性冷淡，平衡和恢复性功能。方法是用掌擦命门及两肾，以感觉发热发烫为度，然后将两掌搓热捂住两肾，意念守住命门约10分钟即可。另有采阳消阴法，即背部对着太阳，意念太阳的光、能、热，源源不断地进入命门，心意必须内注命门，时间约15分钟。持之以恒也可达到强肾补阳气之功效。

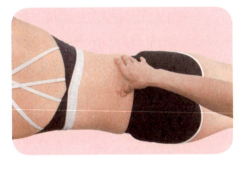

关元：肾虚人士最好的"补药"

穴位： 前正中线上，当脐中下3寸。

关元别名下纪、丹田、关原、大海等，属任脉，为小肠的募穴，足太阴脾经、足少阴肾经、足厥阴肝经、任脉的交会穴。具有温肾固精、扶正固本、通调冲任的作用。主气虚、精虚性病症，以治疗体虚、小腹病症为主。

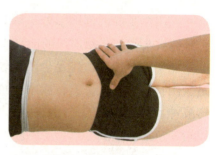

关元是任脉上的一个重要穴位，前人有"男子藏精，女子蓄血"的说法。对足三阴、小肠、任脉这些经行部位发生的病都有疗效。还有培补元气、肾气的作用，治病的范围也很广泛，包括妇科的白带病、痛经和各种炎症，男科的阳痿、早泄、前列腺疾病等。用一只手的食指或中指按在关元上，要略有酸胀感，一次揉8~10分钟，一天一次就好。一般情况下，选择睡前点揉关元最为适宜。

气海：人体生命功力的"元阳之本"

穴位： 脐中下1.5寸，前正中线上。

气海别名丹田、下肓、肓之原，属任脉，为肓的原穴，是任、督、冲三脉所起之处，是全身气血汇集的地方，故也称为"气海"。具有升阳补气、补养精宫的作用。主气虚证、盆腔病症，以治疗体质虚弱、机体免疫功能低下和泌尿、生殖系统病症为主。

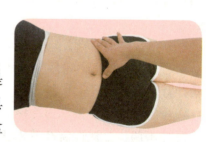

气海主治性功能衰退症状。对妇科虚性疾病，如月经不调、带下，或男科的阳痿、遗精，以及中风脱症、脱肛都有很好的防治作用，特别是对中老年人有奇效。刺激此穴除了用按揉或艾灸的方法外，还可以通过调整呼吸来达到保健的功效。

气海按摩比较特别，需要用拇指或中指的指端来揉，力量要适中，每天揉1次，每次1~3分钟。经常按摩气海，能改善阳虚体质，达到强壮身体、延年益寿的功效。

神阙：调气血和阴阳

穴位： 腹中部，脐中央。

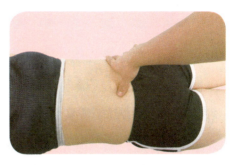

神阙别名脐中、气舍，属任脉。当元神之门户，故有回阳救逆、开窍苏厥之功效。加之穴位于腹之中部，下焦之枢纽，又邻近胃与大小肠，所以该穴还能健脾胃、理肠止泻。经常对神阙进行锻炼，可使人体真气充盈、精神饱满、体力充沛、腰肌强壮、面色红润、耳聪目明、轻身延年，并对腹痛肠鸣、水肿膨胀、泻痢脱肛、中风脱症等有独特的疗效。

中指隔衣压在肚脐上，力度最好是有一定的压迫感，又不太难受，然后排除杂念，集中思想在"脐上"，自然呼吸100次以上。这个方法特别适合老年朋友，简单易行，安全可靠，有补脾虚、振食欲的作用。

太冲：人体有个出气筒

穴位： 足背侧，当第1跖骨间隙的后方凹陷处。

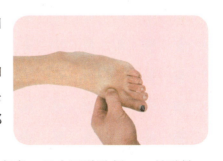

太冲别名大冲，为足厥阴肝经的输穴和原穴，五行属土。具有疏肝气、息肝风、清头目的作用。主肝郁气滞及肝风症，以治疗气郁症、内风症为主。

肝是解毒工厂。如果人体内积累了大量的毒素，只有两种选择：一是进补，二是清理毒素。相信有99%的人会选择先清理毒素后进补。肝经的原穴是太冲，我们清理体内的毒素是相当容易的，在晚上看电视的时候，用拇指或中指指腹按揉10～15分钟太冲就可以了。在揉太冲的时候，常能体会到，刚刚和爱人、孩子闹过情绪的你，现在变得平静了，很多的事情都能和平解决了，看问题的心态和解决问题的角度也和以前大相径庭了。

健脑养心效验穴：增强脑力，养心护心缓疲劳

神庭：安神醒脑清头风

穴位： 前发际正中直上0.5寸。

神庭别名发际，属督脉，主要管理的就是身体的神经系统，有清头散风、镇静安神的功效。刺激神庭有益于促进大脑的发育，提高智力，配伍头部其他穴位，更能缓解头部不适症状。

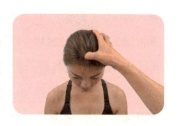

如果患者感觉到自己脑袋昏沉，或者是情绪波动比较大，那么可以每天按摩神庭穴位50～100下。长期按摩，可防治高脂血症、记忆力减退、结膜炎、精神分裂症等病症。

百会：保养头部的首选穴

穴位： 前发际正中直上5寸，头顶正中心。

百会别名巅上、天满，属督脉，为督脉、足太阳膀胱经的交会穴（一说为手足三阳经、督脉之交会穴）。具有醒神志、苏厥逆、平肝息风、升阳固脱的作用。主脑神、二阴病症，以治疗头面病症、神志病及中气下陷性病症为主。

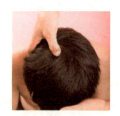

百会是人体经脉会聚最多的穴位，能治的病症非常多，特别是与头部相关的疾病。有主治头痛、眩晕、中风失语、癫狂、泄泻、健忘、不寐、阴挺以及降血压等作用。在血压升高时，用手掌紧贴百会顺时针旋转，每次做40圈，可以宁神清脑，降低血压。

另外，百会对下垂病的作用也很大。因为百会可以升提阳气，所以对脱肛、子宫脱垂以及胃下垂等病很有作用。

天柱：提神醒脑解疲劳

穴位： 颈后部，横平第2颈椎棘突上际，斜方肌外缘凹陷中。

天柱属足太阳膀胱经，具有清心泻热、镇惊安神、通络止痛的功效。主后头痛、项强、肩背腰痛、鼻塞，目痛，癫狂，热病。

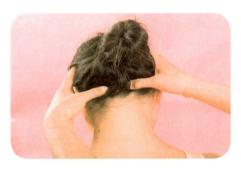

在感到疲乏困倦时，不妨按摩天柱。按摩天柱可以起到提神醒脑、解疲劳的功效。在夫妻生活时，也可以用拇指轻轻抚摸天柱及周围，会让女性产生一种触电般的酥麻感觉，能充分达到前戏的效果。

按摩天柱也可以防中暑。将大拇指贴住天柱，把小指和食指贴在眼尾附近，然后慢慢歪斜头部，利用头部的重量压迫拇指，来按摩天柱。

极泉：强健心脏、缓解胸闷

穴位： 腋窝顶点，腋动脉搏动处。

极泉属手少阴心经，具有宽胸理气、通经活络的作用，以治疗上肢筋病及心脑疾病为主。

如果用弹拨手法按压极泉，能够迅速改善因气血不畅引起的心悸、胸闷、气短、呼吸困难、失眠、神经衰弱等疾病。

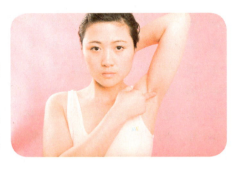

具体方法是双臂交叉于胸前，双手按对侧腋窝，用手指适度地按摩捏拿，每次按捏约3分钟；然后，左手上举，用右手手掌拍打左腋下，再上举右手，用左手手掌拍打右腋下，每次拍打30~50次，反复操作5遍。

阴郄：补阴养血除心烦

穴位：前臂掌侧，当尺侧腕屈肌腱的桡侧缘，腕横纹上0.5寸。

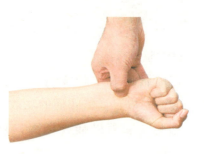

阴郄别名石宫、少阴，属手少阴心经。具有清心安神、开窍除热、凉血止血的功效。俗话说"阴郄多治血，阳郄多治疼"。指的是阴经的郄穴多用来治疗血分的疾病，而阳经的郄穴则多用来治疗疼痛性疾病。

阴郄可以预防和治疗心脏疾病。用手指指腹按压阴郄穴位，按摩时注意力度适中，每次按摩5分钟，每天按摩2次。

神门：提神醒脑防老年痴呆

穴位：腕掌侧横纹尺侧端，尺侧腕屈肌腱的桡侧凹陷处。

神门别名兑冲、中都，为手少阴心经的输穴、原穴，五行属土。具有镇静、安神、宁心、通络作用。主心疾及神志病症，以治疗神志病症为主，为治精神病和心脏病的要穴。

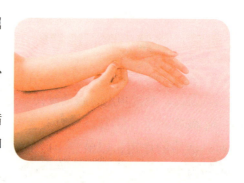

用脑一段时间后，脑力疲劳，头昏脑涨，需要提神解乏；神昏、晕厥、癫痫发作，需要醒脑开窍。按摩神门，能鼓舞头面部气血，用脑后和缓按揉，能够解除疲乏，振作精神，救急时重力按掐，有助于提神醒脑。按摩时，一手屈曲张掌，掌心向上，在胸前处，另一手四指由前臂外侧托在下方，拇指指端放在神门穴处，用指端甲缘按掐，一掐一松，连做14次。之后，一手屈曲张掌，掌心向上，在胸前处，另一手拇指指端放在神门处，其余四指并拢，按托在手腕背面，用拇指指端推擦，连做1分钟。

少府：安全有效的"清心丸"

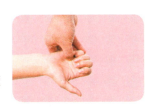

穴位：横平第5掌指关节近端，第4、5掌骨之间。

少府别名兑骨，属手少阴心经，为手少阴心经的荥穴，五行属火。具有发散心火、行气活血的作用。

每天坚持按摩此穴3～5分钟，有助清心除烦，不但可以治疗夏季炎热所导致的失眠，对于手脚总爱发热，莫名的恐惧、焦虑、恼怒及眼睛红赤等症亦有显著疗效。

内关：心脏的保健要穴

穴位：腕横纹上2寸，掌长肌腱与桡侧腕屈肌腱之间。

内关别名阴维，属手厥阴心包经，为手厥阴心包经的络穴，八脉交会穴之一，通阴维脉。具有宽胸理气、和胃降逆、活血通络、调神安神的作用。主心、胃病症，以治疗消化系统、循环系统及神志病症为主。

哮喘急性发作：按揉内关可稳定情绪，缓解支气管平滑肌痉挛，从而控制哮喘。

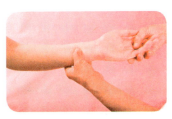

阵发性心动过速：心率突然增至每分钟120次以上，患者自觉心悸、眩晕、头昏眼花等，按揉内关可使心率迅速下降到正常范围。

心动过缓：每分钟心率在40～60次以内，患者自觉头晕、胸闷、心悸、气短。按揉内关同样可使心率增加到正常范围，显示出内关对心率具有双向调节作用。

心绞痛：当心绞痛发作时，若身边无药无针可同时用力按揉双侧内关。本法能使心绞痛很快缓解，达到力挽狂澜的作用。在化险为夷之后，应积极诊治原发病，以防再次发作甚至出现意外。

胸胁痛：同时用力按揉双侧内关配合局部推拿按摩，能迅速消除局部的疼痛。

晕船晕车晕机：用大拇指掐内关，常能迅速缓解症状。

痛经：按揉内关能缓解盆腔肌肉痉挛，起到理气活血止痛的作用。

值得注意的是，每次按揉内关的时间应该控制在20～30分钟，按揉的强度应以患者能耐受为度。

曲泽：可除去胸闷病

穴位：肘横纹中，当肱二头肌腱的尺侧缘。

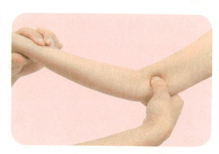

曲泽属手厥阴心包经，为手厥阴心包经的合穴，五行属水，具有活血化瘀、清营凉血的作用。主心、胃肠病症，以治疗血瘀证及热病为主。

如果一揉曲泽就很痛，说明心包经相对来讲还比较通畅。很多人揉到曲泽已经不痛了，但瘀滞点还比较痛，说明都在瘀滞点瘀着呢。这时候一定要把瘀滞点打通，打通以后曲泽就通了。用拇指指腹按压曲泽，其余四指握在手臂上，注意按压时力度要适中，每次5分钟，每日2次。

劳宫：强健心脏常用穴

穴位：手掌心，当第2、3掌骨之间偏于第3掌骨，握拳屈指的中指尖处。

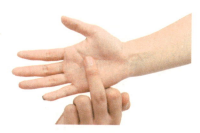

劳宫别名五里、掌中、鬼路，为手厥阴心包经的荥穴，五行属火。具有清心除烦、安神的作用。主心病症，以治疗心火证（虚火、实火）为主。

汗液为心火动心阴，在手掌蒸腾而出，人在紧张、焦虑时，手心出汗明显，在中医属于心神不安、心火妄动，因此按摩劳宫可缓解出汗症。刺激时以拇指按压劳宫，其余四指置于手背处，拇指用力按压揉动，约30秒到1分钟即可。

经常按压手心劳宫，有强壮心脏的作用。其方法是：用两手拇指互相按压，亦可将两手顶于桌角上按劳宫，时间自由掌握，长期坚持可使心火下降，促进睡眠。

至阳：缓解心慌胸闷的宽心穴

穴位：后正中线上，第7胸椎棘突下凹陷中。

至阳别名肺底，属督脉。具有利胆退黄、宽胸利膈的功效。至阳穴位于背部，背属阳，督脉为阳脉，七为阳数，故本穴为阳之极，可助脾阳除湿热，治疗黄疸、胁肋疼痛、四肢肿痛。本穴位于背部，故可治疗胸背痛。督脉循行脊中，本穴属督脉，故又可治疗脊强。

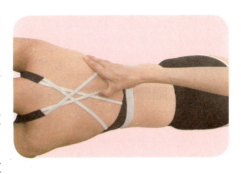

心绞痛发作时，需在背部两肩胛骨内侧区域寻找一阳性反应点，可重点在厥阴俞、心俞、至阳等穴附近按压，寻找压痛最明显的穴位，用手指用力点按、弹拨3～6分钟，对心绞痛发作可起到缓解作用。

膻中：梳理胸中闷气

穴位：前正中线上，两乳头连线的中点。

膻中别名胸膛、上气海，属任脉。为八会穴之气会穴，心包的募穴，手太阴肺经和足太阴脾经、手少阴心经、足少阴肾经、任脉的交会穴。具有宽胸理气、调畅气机的作用。主气滞、气逆证，以治疗上焦气滞、气逆证为主。

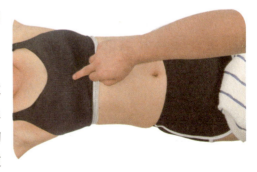

两手交叉，握空心拳，稍留一点空隙，然后捶打膻中穴。经常捶打这里，可舒畅心气，驱散邪气、闷气和郁气，还有排泄毒气、延年益寿的效果。也可每天按揉此穴100下，时间约2～3分钟，便可达到"气和志适，则喜乐由生"的效果。揉的时候注意四指并拢，用指头肚儿轻轻地做顺时针的环形揉动或者从上到下按摩，千万别从下向上推。

保养五官特效穴：头与面，延年益寿的"长命锁"

睛明：眼睛输送气血的第一要穴

穴位： 目内眦角稍上方凹陷处。

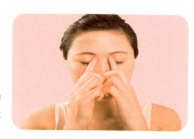

睛明别名目内眦、泪孔，属足太阳膀胱经，为手太阳小肠经、足太阳膀胱经、足阳明胃经、阳跷脉、阴跷脉的交会穴。具有通络明目、疏风泻热的作用。主眼部病症，以治疗局部热证、瘀症为主。

对于经常用眼的人士来讲，每隔两个小时用大拇指和食指以画圈的方式按压此穴位，可令疲劳的双眼立刻得到放松。此外，还可与攒竹、四白、太阳、承泣、鱼腰等眼部重要穴位一起配合来做，效果会更佳。

听宫：聪耳开窍的福穴

穴位： 耳屏前，下颌骨髁状突的后方，张口时呈凹陷处。

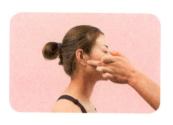

听宫别名多所闻、听多闻，属手太阳小肠经，为手少阳三焦经、足少阳胆经、手太阳小肠经的交会穴。具有疏通耳窍、调理经筋的作用。三条经脉均入耳中，故本穴为治疗耳疾的要穴。主局部病症，以治疗耳病及下颌部经筋病症为主。

用双手中指指腹按揉听宫，由上而下按摩，每次按摩2分钟。如果出现耳鸣症状，可用两手拇指端分别按揉两侧听宫，力度以感觉酸胀为佳。按揉时注意张开嘴，每穴1分钟。

耳和髎：头重病效验穴

穴位：头侧部，当鬓发后缘，平耳郭根之前方，颞浅动脉的后缘。

耳和髎属手少阳三焦经，为手足少阳、手太阳之交会穴，有清热散风之功，主治耳、口、鼻、目部之耳鸣、口㖞、项肿、瘿疣等症，与耳门、听宫、听会同功。头痛就找耳和髎，用两手食指或中指同时点按左右两边穴位，先顺时针匀速按揉100下，再逆时针匀速按揉100下，为一组，每天按揉3~4组。

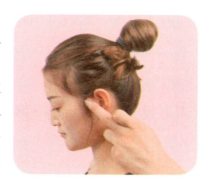

翳风：面瘫、耳聋、耳鸣都能管

穴位：耳垂后方，当乳突与下颌角之间的凹陷处。

翳风别名耳后陷中，属手少阳三焦经，为手少阳三焦经、足少阳胆经的交会穴。具有通利关节、疏调经筋的作用。主头面病症，以治疗咽舌不利及局部病症为主。

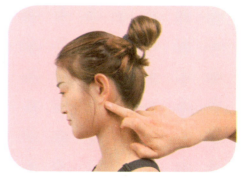

翳风位于耳后，为治疗耳病的要穴。用两手拇指或食指缓缓用力按压穴位，缓缓吐气，持续数秒，再慢慢地放手，如此反复操作，或者手指着力于穴位上，做轻柔缓和的环旋转动。读者在按摩时，可根据自身情况把两种手法组合起来，每次按摩10~15分钟为宜。此法适用于各种人群，且操作不拘于时，一天之中择方便的时候做1~2次即可。

治疗面瘫时，翳风也是一个非常重要的穴位，不管是中枢性面瘫还是周围性面瘫，都可以按揉翳风进行治疗。

迎香：治疗各种颜面疾患的要穴

穴位： 鼻翼外缘中点旁，当鼻唇沟中间。

迎香别名冲阳，属于手阳明大肠经，为手阳明大肠经和足阳明胃经的交会穴。具有通利鼻窍、疏散风热、安蛔的作用。主局部病症和胆腑痛证，以治疗鼻病和胆绞痛为主。

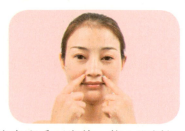

伤风引起的流鼻涕、鼻塞，或者过敏性鼻炎，按摩迎香至发热，能立即缓解症状。将食指指尖置于迎香，做旋转揉搓。鼻吸口呼。吸气时向外、向上揉搓，呼气时向里、向下揉搓，连做8次，多可至64次。

经常揉搓迎香还可以促进鼻周围的血液循环，使气血畅通，外邪不容易侵入体内，对抗病菌，以达到预防和消除感冒的目的。

合谷：头面痛症的克星

穴位： 手背上第1、2掌骨间，第2掌骨桡侧中点处。

合谷别名虎口，为手阳明大肠经的原穴。具有祛风解表、通络止痛、通调气血的作用。为镇痛镇静之要穴，亦为泄热要穴。主表证、气血阻滞证、痛证，以治疗外感表证、头面五官及妇产科病症为主。

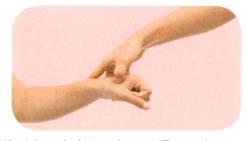

因手阳明大肠经经过下牙龈，因此下牙疼痛时按合谷5分钟，疼痛会减轻。如果患牙龈炎，并且持续时间较长，反复发作，经常按压合谷也有效果。合谷还是一个急救穴。如因中暑、中风、虚脱等导致晕厥时，可用拇指掐捏患者合谷，持续2～3分钟，一般可缓解。如同时用指尖掐按人中，醒脑回苏的效果更好。痔疮发作、便血时，可以按摩或搓揉合谷，也可用指尖、笔芯刺激，以有酸胀感为佳。此外，在合谷周围刮痧5分钟，还可以治疗湿疹。一般痧一出，湿疹就会减轻，再连续刮2次，不太严重的湿疹就会基本痊愈。合谷为全身反应的最大刺激点，可以降低血压、镇静安神，常用拇指指腹垂直按压此穴，每次1～3分钟，还有健脾胃的作用，对头痛、耳聋、视力模糊、失眠、神经衰弱等症都有很好的调理保健功能。

养肺止咳效验穴：让呼吸畅通无阻

中府：通肺经，治咳嗽气喘

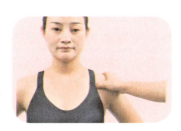

穴位：横平第1肋间隙，锁骨下窝外侧，前正中线旁开6寸。

中府别名府中俞、膺俞，属手太阴肺经，为中气所聚，又为肺之募穴。具有肃降肺气、和胃利水、止咳平喘、清泻肺热、健脾补气的功效，主咳嗽、气喘、胸痛等胸肺病证，肩背痛。

中府是肺脏气血直接输注的地方，对增加肺功能有一定的保健作用。如果人身体内的气乱了，比如，经常的咳嗽哮喘、上气不接下气、堵闷等，一定要多揉中府。有心血管方面疾病的，或经常有咳喘问题的朋友，如果一推之下觉得这块儿很痛，把这块痛的地方推开了，把气给它散掉，会立刻感觉胸腔里面特别舒服。中府下方肌肉偏薄，日常保健建议不要使劲，稍稍施力按揉1~2分钟即可。

此外，中府还可以预防心绞痛和咳喘，配尺泽还可以治疗咳嗽，配肩髎可治肩痛，同时也是最能给你带话说明肺"近况"的穴位。所以，很多中医会在按摩此穴时，根据压痛的程度来诊断肺病等情况。

鱼际：润肺化痰治咳血

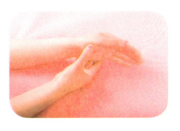

穴位：第1掌骨中点桡侧，赤白肉际处。

鱼际属手太阴肺经，为肺经荥穴，五行属性属火。具有清肺热、利咽喉、消食化积的作用。主热证、食积证，以治疗肺之实热或虚火及小儿食积为主。

鱼际还是治疗哮喘的要穴，经常按压此穴，对哮喘有很好的预防功效。

鱼际的按摩方法很简单：两手鱼际对搓，大约搓二十余次时，鱼际开始发热，这时在内心意想着有一股热气沿手臂进入自己的肺脏，持续两分钟左右，你便会感到整个手掌发热，这对易感冒者有非常好的预防和辅助治疗效果。

太渊：调整肺功能

穴位： 腕掌横纹桡侧端，桡动脉的桡侧凹陷中。

太渊别名鬼心、天泉、大渊，属手太阴肺经，为肺经原穴，八会之脉会。具有理血通脉、宣肺平喘、清泄胃热的功效。主咳嗽、气喘等肺系病证，无脉症，腕臂痛。

太渊是肺经中聚集元气最多的地方，刺激此穴，就可以激发肺气源源不断地涌出。当你感到气虚乏力、上气不接下气时，或者患有哮喘或咳嗽时，只要刺激太渊，就可以得到缓解。这是因为太渊可以使肺的呼吸功能加强，改善肺的通气量，降低气道阻力，肺气足了，自然身体就好了。

肺经的经气运行时间是凌晨3—5点，太渊又在手腕上，位于手腕掌横纹桡侧凹陷处，也就是动脉搏动的地方，因此我们可以在感受脉搏跳动的同时，按摩一下太渊。尤其是老人，在起床之前按摩此穴5分钟左右，可以起到补充心气、使心律平稳的作用。

列缺：补肺益肾要穴

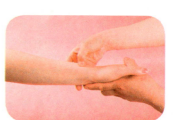

穴位： 腕横纹上1.5寸，当肱桡肌与拇长展肌腱之间。

列缺别名童玄、裂缺，属手太阴肺经。具有宣肺止咳、泄热通淋、舒经通络的功效。《黄帝内经》里记载"头颈寻列缺"，意思就是说有头颈问题，找列缺。头疼、颈椎病、落枕等，只要是脖子以上的病痛，按摩列缺就能奏效。特别是对风寒、风热头痛疗效较好。

按摩列缺时，主要是弹拨。弹拨的手法是在穴位或部位做横向推搓揉动，使肌肉、筋腱来回移动。双手宜轻握拳，拳心向上，轻放桌上，然后如法或按或掐或揉。按摩时该穴会有酸胀或疼痛感，以酸胀感为好。平常外感风寒所致的感冒，出现了鼻塞、头痛什么的，此穴都能管。因为其与任脉有一定的通联关系，所以，很多时候，耳鸣、眼睛干涩、手腕活动不便等病症，按压列缺也有一定的效果。

少商：治咳嗽的效验穴

穴位： 手拇指末节桡侧，距指甲角0.1寸。

少商别名鬼信，为手太阴肺经之井穴，五行属木。少商也是经外奇穴"三商"（老商、中商、少商）之一，具有清热解毒、泻火开窍的作用。以治疗高热昏迷、实热火毒证等实热证为主。

少商是肺经上最后一个穴位，肺经的经气从胸腔走到这里已呈微弱之势，所以称为少商。刺激少商用按摩不太方便，但可以用棉棒或牙签刺激，最常用的方法是刺血。少商是井穴，在此放血可以减轻咽喉的疼痛。肺怕热，喜清凉，少商放血，可将肺经过热气血引出去，还肺一个清凉的天地。先消毒缝衣针，再将少商处的皮肤捏起，用针快速在皮肤上刺一下，挤3～5滴血，最后用消毒棉棒按压止血。

少商最擅长的就是治疗咳嗽。尤其是秋天的时候，因为秋燥，很多人会出现咳嗽症状，咳得头痛，有些人甚至还会咯血。这时，用棉签或牙签点按少商，或者给少商放血，就可以减轻咳嗽的症状。

丰隆：祛痰湿而降血脂

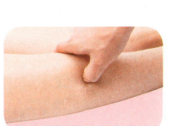

穴位： 小腿前外侧，当外踝尖上8寸，条口外，距胫骨前缘二横指（中指）。

丰隆属足阳明胃经，为足阳明胃经之络穴。具有调和胃气、祛湿化痰、通经活络、补益气血、醒脑安神等作用，被古今医家公认为治痰之要穴，又是治疗因痰所致的癫狂、咳嗽、哮喘、头痛等病症的有效穴。

痰是水液代谢障碍所产生的病理产物，又是致病的因素之一。痰的产生主要与肺、脾、肾三脏关系密切，而首先责之于脾，故有脾为生痰之源、脾无留湿不生痰之说。因为丰隆是足阳明胃经之络穴，别走于足太阴脾经，故可治脾胃二经疾患。刺激丰隆可通调脾胃气机，使气行津布，中土得运，湿痰自化。而百病皆由痰作祟，所以凡与痰有关的病症都可取丰隆治疗。

消化效验穴：轻松消化，身体健康顶呱呱

中脘：调理脾胃，缓解胃痛

穴位： 脐中上4寸，前正中线上。

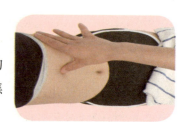

中脘别名胃脘、太仓、胃募，属任脉，为胃的募穴，八会穴之腑会，手太阳小肠经、手少阳三焦经、足阳明胃经、任脉的交会穴。具有调理中焦、消食化滞、和胃止痛的作用。主胃腑病，以治疗消化系统病症为主。

按揉中脘可以防治胃痛、腹痛、腹胀、反胃、恶心、呕吐、泛酸、食欲不振及泄泻等消化系统的胃肠功能紊乱。中脘还有一个用途就是减肥。胃肠功能低下是导致肥胖的主要原因之一，胃肠功能紊乱会导致水分无法在体内代谢，使多余的水分堆积在体内，而脂肪的分解作用也就无法正常发挥。

为强化肠胃功能，我们可以掌摩或者按压中脘，这样可以解决现代人常有的疲劳性胃障碍，并能提高脂肪的分解作用。另外，如果因为胃受寒或者吃凉东西太多导致胃痛，可以选择掌摩中脘或者艾灸中脘，以温中散寒止痛。

章门：利肝健脾促消化

穴位： 侧腹部，当第11肋游离端的下方。

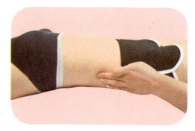

章门别名脾募、季胁，属足厥阴肝经，为脾的募穴，八会穴之脏会，又是足厥阴肝经、足少阳胆经的交会穴。具有疏泄肝气、通络止痛的作用。主胁部及脾之病症，以治疗脾胃病症及肝胆实证为主。

章门的功效很大，中医有"脏会章门"之说，也就是说五脏的气血都要在此地汇聚，此穴的重要性也就可想而知了。所以，练功的人都特别强调要"打开章门"以增强功力，是有一定道理的。敲打章门可以增加胆汁分泌，胆汁分泌多了，消化能力就强了，就能把多余的脂肪消化掉。

天枢：理气行滞助消化

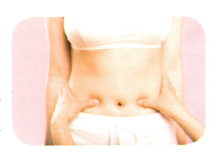

穴位： 横平脐中，前正中线旁开2寸。

天枢别名长溪、谷门、大肠募，属足阳明胃经，为大肠的募穴。具有疏调肠腑、理气行滞、消食的作用，是腹部要穴。主肠病及小腹痛，以治疗消化系统疾病为主。

通常有肠胃炎的人最容易腹泻，遇到这种情况，可以艾灸天枢。其次，天枢治疗便秘十分有效，每天多按揉或推一推这个穴位，效果就出来了。按揉天枢虽然可缓解便秘症状，但对肥胖的人来说效果可能不太明显，且不宜饭后马上进行，可在饭后半小时再按揉。对于女性来说，按揉时最好避开经期。

按揉天枢有两种方法：一是两脚分开站立，与肩同宽，以食指、中指的指腹按压天枢，同时向前挺出腹部并缓慢吸气，上身缓慢向前倾呼气，反复做5次；二是两腿并拢坐在椅子上，按压天枢，左腿尽量向上抬，然后收回，换右腿上抬、收回为一次，反复做5次。

商阳：调节消化功能，加快新陈代谢

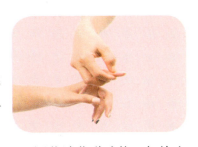

穴位： 手食指末节桡侧，距指甲角0.1寸。

商阳别名绝阳、而明，属手阳明大肠经，为手阳明大肠经的井穴，五行属金。具有泻火解毒、消肿止痛的作用。主热证、痛证，以治疗外感及五官科实热症为主。

经常用拇指尖掐一掐商阳，能旺盛大肠经的气血，调节消化道功能，加快人体新陈代谢，对身体有强壮补益的作用。若是便秘，可用刮痧板分别刮拭食指、小指，从指根部刮至指尖，重点刮拭商阳，可以促进肠道蠕动。若是暴饮暴食引起的恶心、呕吐，用牙签重刺激此穴7~10次，难受的感觉会有所缓解。另外，商阳还是男性性功能保健的重要穴位，常用拇指指腹按摩该穴具有明显的强精壮阳之效，可延缓性衰老。

大陵：清心宁神利咽穴

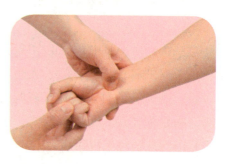

穴位：腕掌侧远端横纹中，掌长肌腱与桡侧腕屈肌腱之间。

大陵别名太陵、心主、鬼心，属手厥阴心包经，为手厥阴心包经的原穴、输穴，五行属土。具有清心宁神、通窍利咽的作用。主心、咽、舌病症，以治疗心病、神志病为主。

大陵善治口臭。口臭源于心包经积热日久，灼伤血络，或由脾虚湿浊上泛所致。大陵最能泻火祛湿。火生土则火自少，脾土多则湿自消。一穴二用，自身能量转化，最是自然之道。点揉手掌根部与足跟相对应部位的痛点效果更佳（可在手掌根部仔细点揉探查一下），左脚跟痛就点揉左手掌根，右脚跟痛则点揉右手掌根。

支沟：便秘宿便者的救星

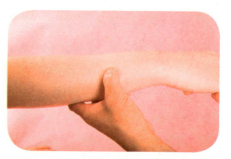

穴位：手背腕横纹中点上3寸，尺骨与桡骨间。

支沟别名飞虎、飞处，属手少阳三焦经，为手少阳三焦经五输穴的经穴，五行属火。具有通腑气、调经筋、通耳窍的作用。主耳、胁、肠、上肢病症，以治疗腑气不通、上肢痹证为主。

支沟穴是治疗便秘的效验穴位，各型便秘均可使用。按摩时，以一侧拇指指腹按住支沟穴，轻轻揉动，以酸胀感为宜，每侧1分钟，共2分钟。

支沟可以用来治疗胁肋部的疼痛，配合其他的穴位还可以治疗多种原因引起的便秘、落枕等疾病。因为一般情况下自身点、按的刺激量不如针刺的效果，所以同时要配其他的穴位进行刺激，比如落枕时，配上经外奇穴"落枕点"；便秘时，配上天枢、气海、照海、丰隆、足三里等穴位。

梁丘：通经利节治胃痛

穴位：腿前面，当髂前上棘与髌底外侧端的连线上，髌底上2寸。

梁丘别名跨骨、鹤顶，为足阳明胃经的郄穴。具有调气血、和胃气、止急痛的作用。主急性病症，以治疗胃、肠急性痛证为主。

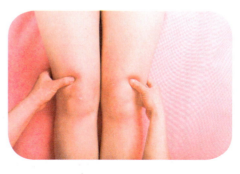

当出现急性胃痛（胃痉挛）、胃脘胀满等相关症状时，可用大拇指使劲在梁丘穴上施加压力，尽可能用力，施加压力的时候最好能感受到疼痛。每次压20秒，停下来休息5秒，再继续施压。这样重复几次，疼痛就会消失，效果非常神奇。你也可以用拳头猛敲穴位几分钟，两边的穴位都敲，一般痛感会很快消除。

公孙：摆平胸腹毛病的好帮手

穴位：足内侧缘，当第一跖骨基底部的前下方。

公孙属足太阴脾经，为脾经上的络穴。具有健脾益气、和胃化湿、调理冲任的功效。主胃痛、呕吐、腹痛、腹泻、痢疾等脾胃肠腑病证；心烦、失眠、狂证等神志病证；逆气里急、气上冲心（奔豚气）等冲脉病证。

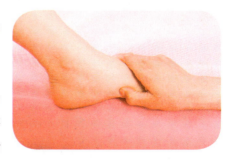

公孙归属于脾，联络于胃，又与胸腹部的冲脉相通，故有兼治脾胃和胸腹部等疾病的功效。按摩刺激公孙穴能抑制胃酸分泌，缓解胃痛等症状。对于上班族来说，如果过了饭点还不能下班时，可采用按摩公孙穴的方法，来消除饥饿感。

然谷：健脾开胃的"大功臣"

穴位： 足内侧缘，足舟骨粗隆下方。

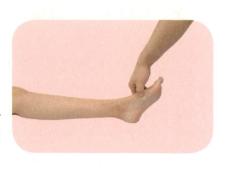

然谷别名龙渊、然骨、龙泉，属足少阴肾经，为足少阴肾经的荥穴，五行属火。具有泻热、消胀、宁神的作用。常用于治疗咽喉炎、膀胱炎、尿道炎、月经不调等病症。

按摩然谷，可以让人很快产生饥饿感，同时还能治疗过度饮食后的不适，具有双向调节的功能。总之，每天坚持按摩然谷，能让人的胃口长开、肠道常清。

用大拇指在然谷上用力往下按，按下去后马上放松。当大拇指按下去的时候，穴位周围乃至整个腿部的肾经上都会有强烈的酸胀感，但随着手指的放松，酸胀感会马上消退。等酸胀感消退后，再重复10~20次。双脚上的然谷都要按，如果是自己给自己做，则两个穴位可以同时进行。

养肝护胆效验穴：让肝胆病无处遁形

肝俞：护肝之主穴

穴位： 第9胸椎棘突下，旁开1.5寸。

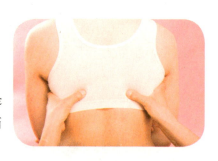

肝俞属足太阳膀胱经，为肝之背俞穴，是治疗肝胆疾患的要穴。除可用于治疗脊背疼痛等局部病证外，还善于治疗肝胆疾患如黄疸、胁痛及目系疾患如视物模糊、夜盲等。经常刺激肝俞穴可起到调肝护肝的作用。肝胆相照，肝功能正常运行，血气充足，也有助于胆的健康。

用拇指指腹按揉肝俞100~200次，每天坚持，能够治疗急慢性肝炎、黄疸、失眠多梦等症。

胆俞：护肝还有这"相照"穴

穴位： 第10胸椎棘突下，旁开1.5寸。

胆俞属足太阳膀胱经，胆之背俞穴，内应胆腑，善于外散胆腑之热，具有疏肝解郁、理气止痛的作用，是治疗胆囊炎、坐骨神经痛、风湿性关节炎、肝炎等疾病的重要腧穴。刺激胆俞穴不仅对胆腑有很好的保养作用，肝胆相照，在功能上相互影响，也有助于护肝。

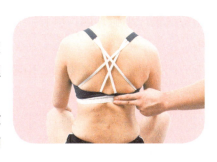

按压胆俞时，一面吐气一面用力按压6秒钟，每回按压5次，每天5回，可治疗慢性肝炎。

期门：消除胸肋胀痛的顺气穴

穴位： 乳头正下方，第6肋间隙，前正中线旁开4寸。

期门别名肝募，属足厥阴肝经，为肝的募穴，足太阴脾经、足厥阴肝经、阴维脉的交会穴。具有疏肝理气、通络止痛的作用。主肝胆实证，以治疗肝胆气滞所致的胁部疼痛胀满为主。

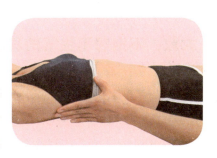

现代人熬夜几乎成了家常便饭，久而久之就会出现疲劳、没有食欲等症状，其实这是肝脏向你发出"危险信号"了。这时可以试着按摩一下期门。由于期门穴与脏腑比较接近，常用来治疗脏腑方面的疾病。期门相当于肝的幕僚，肝遇到麻烦了，它就会站出来帮"将军之官"出谋划策、排忧解难。《伤寒论》即认为此穴为疏泄肝胆的首选穴位，对调理肝脏有很好的效果，临床上常用它来治疗肝炎。刺激这个穴位时可以采用按揉的方式，以感到酸胀得气时为佳，每次按摩时间在2~3分钟。每天抽出一定时间来刺激一下期门，既可护肝，又没有任何副作用，还可省去医药费，可谓三全其美。不过需要提醒大家一句，这个穴位处的皮肤比较薄，所以按摩时不要太用力。

阳陵泉：疏肝胆，调肝胆病

穴位： 小腿外侧，腓骨头前下方凹陷中。

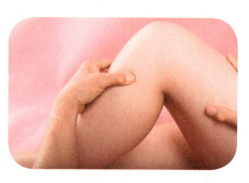

阳陵泉别名阳之陵泉、阳陵，属足少阳胆经，为足少阳胆经的合穴，胆的下合穴，八会穴之筋会，五行属土。具有疏肝利胆、和解少阳、清热利湿、祛风散邪、舒筋活络、缓急止痛的作用。主胆、下肢病症，以治疗肝胆湿热及下肢经筋病症为主。

每天坚持揉阳陵泉和阳陵泉下1~2寸处胆囊穴的地方，就能很好地预防慢性胆囊炎的复发，或者降低复发的概率。患有慢性胃炎，老是泛酸、吐酸水也可以按揉阳陵泉。

大敦：不抱怨不生气的养肝穴

穴位： 足大指末节外侧，距趾甲角0.1寸。

大敦别名水泉、大顺，属足厥阴肝经，为足厥阴肝经的井穴，五行属木，具有疏肝理气、调经止淋、回阳救逆、镇痉宁神的作用。主下焦病症，以治疗月经病、前阴病症为主。

许多人无法早睡，整天工作繁忙，身体疲倦，但是躺在床上却无法入睡，早上醒来神不清、气不爽，身体倦怠，一点精神也没有，这种症状在30~40岁的人群中非常普遍。如何缓解这种焦躁的情绪呢？不妨试试指压大敦。脚拇趾是"肝经"的起始处，肝经由此依序到生殖器、肝脏、脑、眼等。因此指压"大敦"的话，能使头脑清晰、眼睛明亮。指压时强压7~8秒钟，再慢慢吐气，每日就寝前可重复10次左右。指压大敦有速效，因此迟醒的早上，不妨在床上加以指压。

第二章 人体养生大穴及保健按摩

行间：消除肝脏郁结的去火穴

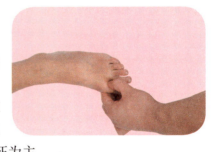

穴位：足背侧，在第1、2趾间，趾蹼缘的后方赤白肉际处。

行间属足厥阴肝经，为足厥阴肝经的荥穴，五行属火。具有清肝泄热、凉血安神、息风活络的作用。主热性病症，以治疗肝胆经热证为主。

按摩行间对于疏肝理气、调畅气机很有帮助，比较适合肝郁气滞或肝火旺的人。脸色发黄的女性经常按摩这个穴位，有助于改善皮肤状况。对于肝病患者来说，按摩行间虽然不能根治肝病，却能疏通肝经，调畅气血，改善肝功能，对于缓解病情具有很好的作用。

按摩的时候，用大拇指在行间的位置，轻轻按揉3分钟左右，稍微用力，以感觉压痛为度。如果懒得用手按，也可以光脚，用一只脚的拇趾去踩另一只脚的行间位置，这样时不时踩一下，也能够起到疏肝理气的作用。

经常抽烟喝酒或者患有肝病的人可以点燃艾炷来刺激行间，把点燃的艾炷悬在行间上方，停留10分钟左右，每天热灸一次。这种方法对酒精肝、脂肪肝、肝硬化有很好的辅助治疗作用。

妇科效验穴：挥别妇科病的梦魇

隐白："妇科御医"

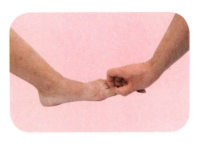

穴位：足大趾内侧，趾甲角旁开0.1寸。

隐白别名鬼眼、足少商、阴白，属足太阴脾经，为足太阴脾经的井穴，五行属木。具有调血统血、扶脾温脾、清心宁神、温阳回厥的作用。主脾胃、子宫、阴器病症，以治疗血症及阴部病症为主。

用拇指和食指分别掐按双足隐白，每天坚持3~5分钟，力度以穴位微有胀痛感为宜，能缓解脾运化能力差所引起的腹胀、消化不良、女性崩漏等病症。或者采用艾灸的方法，每天坚持灸3~5分钟。

三阴交：妇科疾病首选穴

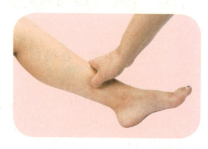

穴位：内踝尖上3寸，胫骨内侧缘后际。

三阴交别名承命、太阴、大阴，属足太阴脾经，系足太阴脾经、足厥阴肝经、足少阴肾经三经之交会穴。具有滋阴补肾、疏肝理气、健脾利湿、调和气血、通经活络等作用。主子宫、精宫病症及阴虚证，以治疗泌尿生殖系统和消化系统病症为主。

三阴交对于女性的生理痛、脚底肿胀、过胖过瘦（增肥减肥）、生理期不顺、手脚冰冷、冷感症、更年期障碍等妇科疾病有特效。此外，对胃酸、食欲不振也有效。用拇指指尖垂直按压三阴交穴，每次1~3分钟，以局部有酸胀感为度。

血海：补血养血治经闭

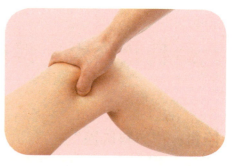

穴位：大腿内侧，髌底内侧端上2寸，当股四头肌内侧头的隆起处。

血海别名百虫窠、血郄，属足太阴脾经。具有活血化瘀、补血养血、散风透疹、止痒、引血归经的作用。"血海"意为血之归聚处，具有调血的作用，可用于治疗与血有关的多种疾病，尤其是妇科经血病症。

由于血海是脾经上的穴位，而脾与血关系密切，脾经统血如果出现问题，气血运行不畅，就会导致血不润肤而出现皮肤干燥；气血瘀阻于面部就会出现黄褐斑、雀斑。按摩血海可以促进血液循环，使气血运行通畅，皮肤血运充盈就可以改善皮肤干燥的程度，减轻黄褐斑、雀斑。用拇指端做揉法，或用拇指和食、中二指对称作提拿法，拿3~5次，揉10~30次，这样慢慢充分加以刺激，长期坚持可以帮助达到瘦小腿的目的。

肾俞：强壮肾气治月经不调

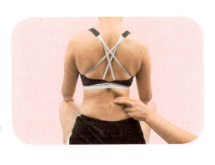

穴位：第2腰椎棘突下，旁开1.5寸。

肾俞别名少阴俞、高盖，属足太阳膀胱经，为肾的背俞穴。具有补益肾精、强壮腰脊、聪养耳窍的作用。主肾虚证，以治疗泌尿、生殖系统病症为主。

经常按压肾俞可以强壮肾气，增强肾的功能，尤其对月经不调、性冷淡有帮助。因此，月经不调的女性不妨试试按摩肾俞，以摆脱月经不调的烦恼。每日临睡前，坐于床边垂足解衣，闭气，舌抵上腭，目视头顶，两手摩擦双肾俞，每次10～15分钟。也可每日散步时，双手握空拳，边走边击打双肾俞，每次击打30～50次。

天池：女性宝穴

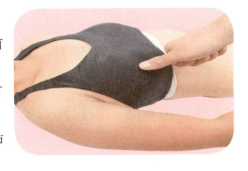

穴位：当第4肋间隙，乳头外1寸，前正中线旁开5寸。

天池别名天会，属手厥阴心包经。有清肺理气、止咳平喘、化痰散结的功效。主咳嗽、痰多、胸闷、气喘、胸痛等心肺病证及腋肿、乳痈、乳少、瘰疬。

天池是心包经和肝经交接的点，最容易瘀阻。现代人多有乳腺增生、乳腺炎等乳腺系统疾病，都是首先在这里有瘀阻，女士们平时一定要坚持每天用掌跟转着揉它，顺着它捋，可以很好地防治乳腺增生。

天池还能治瘰疬，因为肝里的浊气在这里行不通，就会形成血瘀痰结。所以，打通天池，为防治淋巴结核的治本之法。

晚间顺时针按摩天池100次，再逆时针按摩100次，有助心阳运转和气血的流动，还有养心护心的作用。

生殖效验穴：身体大药，为"性福"保驾护航

中极：男科妇科病的常用穴

穴位：前正中线上，当脐中下4寸。

中极别名气原、玉泉，属任脉，为膀胱的募穴，足太阴脾经、足少阴肾经、足厥阴肝经、任脉的交会穴。具有利膀胱、清湿热的作用。主膀胱、水湿性病症，以治疗泌尿、生殖系统病症为主。

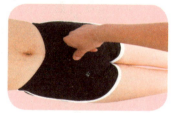

仰卧在床上，用中指指腹按压中极1分钟，再用拇指指腹先按顺时针方向按揉中极1分钟，再按逆时针方向按揉1分钟。对性欲亢进、性欲减退、阳痿、早泄等均有疗效。

治疗脱发，中极不可或缺。治疗脱发的穴位有头顶"百会"和后颈两侧2厘米处的"天柱"，耻骨和肚脐连线五等分、由下向上1/5处的"中极"。在这三处按摩10次，每次6秒钟，每天3疗程（按中极时用双手的拇指，其他两处用双手的食指），如此连续2~3个月就可使头发再生。

太溪：治肾虚、修复先天之本

穴位：内踝尖与跟腱的中点。

太溪别名吕细、内昆仑、大溪，属足少阴肾经，为足少阴肾经的输穴和原穴，五行属土。具有滋补肾阴、平降虚火的作用。主肾、前阴、头面病症，以治疗肾虚证为主。

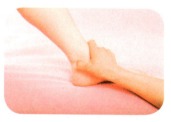

太溪既补肾阴，又补肾阳。经常足跟痛、经期肚子疼、咽喉干、厌食、胸闷、支气管炎等患者，应该多按揉太溪，顺着太溪把肾经的气血引过去。只要太溪激活了，症状就可以缓解。每天用热水泡脚10分钟，盘腿端坐，用左手拇指按压右侧太溪，左旋按压15次，右旋按压15次，然后用右手拇指按压左侧太溪，手法同前，以产生酸胀或麻的感觉为宜。

阴陵泉：健脾利水、通利三焦

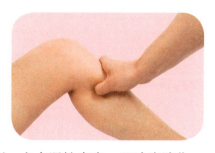

穴位：小腿内侧，当胫骨内侧踝后下方凹陷处。

阴陵泉别名阴之陵泉，属足太阴脾经，为足太阴脾经五输穴的合穴，五行属水。具有清利湿热，健脾理气，益肾调经，通经活络的作用。主水湿性病症，以治疗消化、泌尿系统病症及下肢痹证为主。

前列腺慢性炎症、前列腺增生常导致很多老年男性小便不畅、尿不净，按揉阴陵泉可有效调节膀胱张力，使小便自如。每次按摩100～160下，早晚各一次，一般两周可见效。

阴陵泉对治疗膝盖疼痛十分有效。当膝盖疼痛时，轻压本穴即有效果，若以刷子揉擦本穴或以吹风机的温风刺激本穴，更有效。

复溜：补肾阴治水肿、盗汗

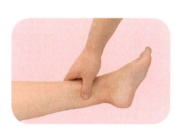

穴位：小腿内侧，太溪直上2寸，跟腱的前方。

复溜别名复留、外命，属足少阴肾经，为足少阴肾经五输穴的经穴，五行属金。具有滋阴敛汗、清热生津、调肾利水的作用。主肾阴不足证，以治疗汗症为主。

肾功能失常会造成人体水液代谢失常。水液代谢失常会出现水肿腹胀，不但是腿上有水、肚子里有水，而且腰脊强痛。复溜相当于一道闸门，专门治疗水液代谢失常。刺激此穴，相当于把闸门打开，让水重新流动起来。积液流动了，肿自然就消了。

复溜还能治疗自汗、盗汗之症。出汗不出汗都属于代谢的问题。我们的身体总是保持平衡的，即该出多少汗就出多少汗，该不出汗就不出汗。所以，为了健康，身体总是任劳任怨地朝着平衡状态努力。

长期按压复溜，还能够有效医治精力衰退、记忆力减退、腰膝酸软、手脚冰冷等疾病。复溜对男性阳痿、早泄、遗精，女性崩漏、白带过多、痛经等症状，也具有很好的调理、改善和保健作用。

腰阳关：遗精、阳痿不复返

穴位：后正中线上，第4腰椎棘突下凹陷中。

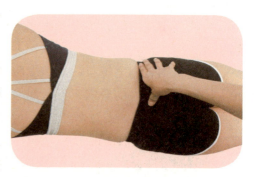

腰阳关别名脊阳关、背阳关，属督脉。具有疏通阳气、强腰膝、益下元等作用。

腰阳关的位置在命门的下方，是人体元阴、元阳的交汇之所。对腰阳关进行适当的按摩，不仅能够治疗腰骶疼痛、下肢痿痹这些疾病，而且对于女性朋友的妇科疾病，如月经不调、赤白带下等，或者男性生殖系统疾病，如遗精、阳痿等都有着不错的治疗及预防作用，是常用的日常保健要穴。左手或右手握拳，以食指掌指关节突起部置于腰阳关上，先顺时针方向压揉9次，再逆时针方向压揉9次，反复做36次。

志室：防治生殖系统疾患

穴位：第2腰椎棘突下，旁开3寸。

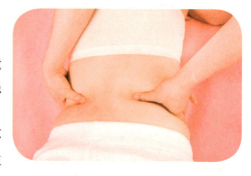

志室别名精宫，属足太阳膀胱经，具有补肾壮腰、益精填髓的功效。主遗精、阳痿等肾虚病症及小便不利，腰脊强痛。

作为保养肾脏的重要穴位，志室不但能治疗多种慢性肾脏疾病而使人延年益寿，对于生殖系统疾患及腰腿运动系统疾患也有不错的防治作用。用拇指指腹按揉志室100~200次，按揉时只要局部有酸胀感即可。长期坚持，可治疗泌尿、生殖系统疾患。

止痉镇痛效验穴：颈肩腰腿疼痛去无踪

风池：提神醒脑治风病

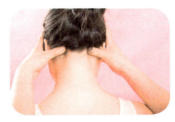

穴位： 枕骨之下，与风府相平，胸锁乳突肌与斜方肌上端之间的凹陷处。

风池别名热府，属足少阳胆经。风池是足少阳胆经、阳维脉的交会穴。具有疏风解表、息风定眩、通利头窍的作用。主内外风证，头面病症，以治疗外感病、脑病为主，是治疗头面部五官疾病的重要穴位，多用泻法。

经常熬夜的人第二天上班时总会感受头脑昏昏沉沉的，只要按摩一下脑后的风池穴，问题就可以解决了。这个穴位不光对眼睛好，还有醒脑的功效。风池为胆经上的要穴，而"胆主决断"，刺激这个穴位便可以促进胆经气血的运行，从而起到醒脑开窍的效果。按摩时将食指与中指并齐，置于风池上做顺时针与逆时针按揉，力度以有酸胀感为佳，按摩时间大约在2～3分钟。经常按摩这个穴位还有很好地预防感冒的效果，因为风池有祛风的功效。从名字上就可以看出，风池穴就相当于一个风力"蓄积场"，凡是与风有关的疾病都由它来掌管，真可谓一剂"定风神丹"，保健效果相当好。按摩时最好将眼睛闭上，这样可使肝血回流，"肝胆相表里"，对胆经也是有好处的。

肩井：颈肩酸痛的救星

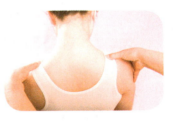

穴位： 前直乳中，当大椎与肩峰端连线的中点上。

肩井别名膊井、肩解。属足少阳胆经，系胆经、三焦经、胃经和阳维脉的交会穴。具有祛风清热、活络消肿的作用。主项背、胎产、神志等疾病。

如果成天趴在电脑前，肩膀酸痛了，可以稍稍按揉肩井几分钟肩膀就会舒服了。按揉肩井时先以左手食指压于中指上，按揉右侧肩井5分钟，再以右手按揉左侧肩井5分钟，力量要均匀，以穴位局部出现酸胀感为佳。每日早晚各1次。也可以刮拭肩井，滴几滴刮痧油，进行无痛刮痧，将该部位积聚的寒气、湿气排出体外，1周2次，每次3～5分钟。

大椎：清除内热的"退烧药"

穴位： 后正中线上，第7颈椎棘突下凹陷中。

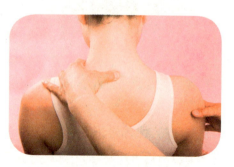

大椎别名百劳、上杼，属督脉，为手太阳小肠经、手阳明大肠经、手少阳三焦经、足太阳膀胱经、足阳明胃经、足少阳胆经、督脉的交会穴。具有解表退热、泻火解毒的作用。主阳热病症，以治疗外感表证或热病及血热出现的皮肤病为主。

搓按大椎，能激发阳气，通行全身。治疗各种虚寒症，比如肩颈僵硬、风寒感冒、鼻炎、咳嗽等等。阳气者，卫外而为固也。阳气从这里发出，形成保护人体的第一道屏障，因此大椎穴也是阻止风寒入体的第一道关口。用手掌贴着大椎上下左右搓即可，也可用中指端轻转按揉，或者是用拇指和食指、中指、无名指对称用力，对大椎穴位做捏挤运动。每一次搓按的时间在15分钟左右，一天重复做2次。

后溪：泻心火、壮阳气

穴位： 手内侧，第5掌指关节尺侧近端赤白肉际凹陷中。

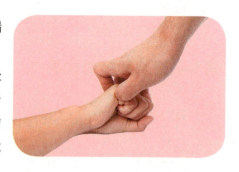

后溪属手太阳小肠经，为手太阳小肠经的输穴，五行属木；八脉交会穴之一，通督脉。具有疏调经筋、通阳泻热、调理脑神的作用。主筋病、热证及神经病，以治疗督脉病症为主。

如果你坐在电脑前面，可以把双手后溪的这个部位放在桌沿上，用腕关节带动双手，轻松地来回滚动，即可达到刺激效果。在滚动当中，它会有一种轻微的酸痛。这个动作不需要有意识地去做，每天只用抽出三五分钟的时间来，随手动一下，这个简单的治颈肩腰椎病的方法，叫作滚揉后溪穴。坚持下来对颈椎、腰椎确实有着非常好的疗效，对保护视力也很好。

委中：腰背的强壮穴

穴位：膝关节后面，屈膝时腘窝横纹的中点处。

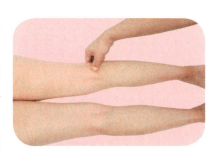

委中别名委中央、郄中、腘中，属足太阳膀胱经，为足太阳膀胱经的合穴，膀胱的下合穴，五行属土，四总穴之一。具有通经活络、活血化瘀、清热凉血、开窍启闭、定志安神的作用。主腰、下肢病症及热证，以治疗经筋病症及热证为主。

委中穴很好刺激，用手抓住膝盖上面的大腿部——左腿用左手，右腿用右手，拇指在上，其他四指向下（伸向腘窝），然后以中指去点按穴位，每次3分钟即可，平时可以每天一次（申时最佳），疼痛严重时可以增加到每天2～3次（其中一次安排在申时）。"腰背委中求"，此穴是腰腿部疾患的一个大救星，一切腰腿不适之症皆可求助于它，比如腰腿痛、风湿关节炎、膝关节不能屈伸、坐骨神经痛、腰腿沉重无力、小儿麻痹后遗症等。此外，乳腺炎、发烧不出汗、湿疹、阴部发痒也可以用它来调治！

承山：有效的"解乏穴"

穴位：小腿后区，腓肠肌两肌腹与肌腱交角处。

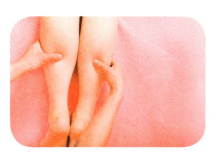

承山别名鱼腹、肉柱、伤山，属足太阳膀胱经。具有通肠疗痔、舒筋通络的作用。主肛肠、下肢病症，以治疗肛肠病和下肢病症为主。

承山是一个有效的"解乏穴"。经常按压此穴，对缓解腰背疼痛、腿疼转筋、小腿痉挛等效果良好，在缓解肌肉紧张的同时，消除疲劳感。此外，经常按摩此穴还能舒畅同一条经络上的经气，散寒祛湿，对痔疮、便秘等肛门部疾患也有功效。

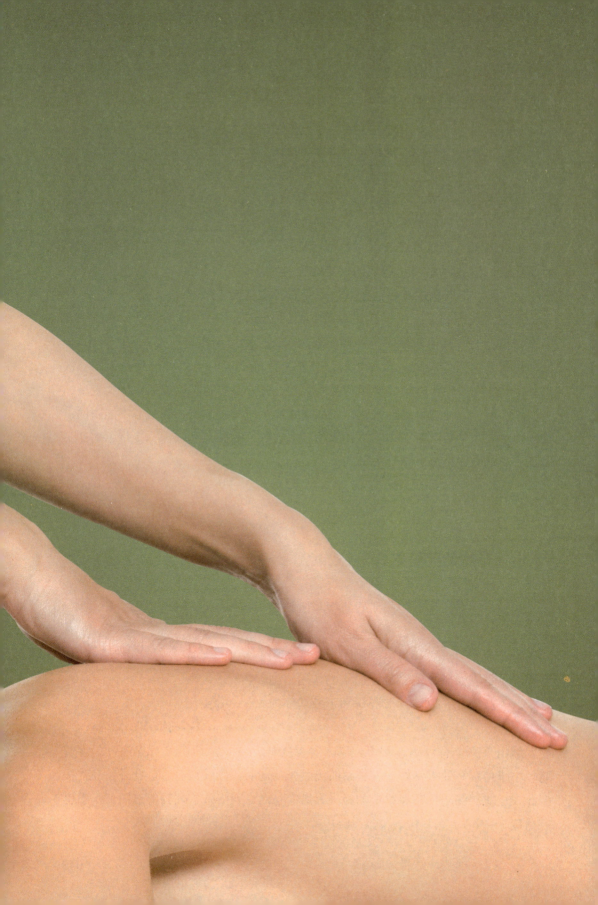

PART 3

内科疾病的按摩疗法

感冒

感冒是呼吸道常见疾病，四季均可发生。主要由于患者免疫功能下降，卫外功能减弱而导致风寒、风热、暑湿外感。常见有头痛、四肢酸痛、发热、畏寒、乏力、鼻塞、流涕、咳嗽。部分患者还伴有食欲差、恶心、腹泻、呕吐等症状。中医认为，此病是因外邪侵袭卫表，机体正气不足，卫表不固致邪内侵所致，通过常用的按摩手法就可以达到缓解症状的效果。

选穴定位

风池：枕骨之下，胸锁乳突肌上端与斜方肌上端之间的凹陷中。
大椎：第7颈椎棘突下凹陷中，后正中线上。
风门：第2胸椎棘突下，后正中线旁开1.5寸。
肺俞：第3胸椎棘突下，后正中线旁开1.5寸。
列缺：腕掌侧远端横纹上1.5寸，拇短伸肌腱与拇长展肌腱之间，拇长展肌腱沟的凹陷中。

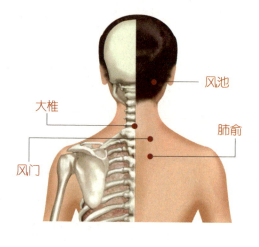
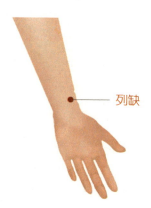

方义分析

风池： 足少阳胆经腧穴，为足少阳经与阳维脉之会，阳气交会于此，故本穴可发散风邪、祛除表邪。

大椎： 督脉腧穴，可疏调太阳之气，故本穴可除寒散邪、调和营卫，治疗外感表证引起的风寒、风热感冒。

风门： 足太阳膀胱经腧穴，可泄诸阳之热邪，散一切之风邪，可缓解由肺气失宣引起的咳嗽、流鼻涕等症状。

肺俞： 足太阳膀胱经腧穴，又为肺之背俞穴，可宣肺祛风。

列缺： 手太阴肺经之腧穴，又为肺经之络穴，可肃肺降气止咳。

按摩方法

揉捏风池： 用拇指指腹或食指、中指两指并拢，用力环行揉按风池，同时头部尽力向后仰，以局部出现酸胀感为宜。

按揉大椎： 用大拇指沿顺时针方向按揉大椎约2分钟，然后沿逆时针方向按揉约2分钟，以局部出现酸胀感为佳。

按揉风门： 用两手拇指同时用力，沿顺时针方向按揉风门约2分钟，然后沿逆时针方向按揉约2分钟，以局部出现酸胀感为佳。

按揉肺俞： 用两手拇指同时用力，沿顺时针方向按揉肺俞约2分钟，然后沿逆时针方向按揉约2分钟，以局部出现酸胀感为佳。

揉掐列缺： 先用拇指轻揉列缺30秒，再用拇指和食指掐按1分钟，以局部出现酸胀感为佳。

按摩提醒

按摩治疗感冒越早越好，若出现高热、咽痛、流黄涕等症状，应及时到医院就诊。

咳 嗽

咳嗽是机体对侵入气道的病邪的一种保护性反应。古人以有声无痰谓之咳,有痰无声谓之嗽,临床上二者常并见,通称为咳嗽。根据发作时特点及伴随症状的不同,一般可以分为风寒咳嗽、风热咳嗽及风燥咳嗽3型。中医认为,咳嗽的病位在肺,由于肺失宣降、肺气上逆,肺气宣降功能失常所致。按摩相关穴位可以消除这种困扰。

选穴定位

列缺: 腕掌侧远端横纹上1.5寸,拇短伸肌腱与拇长展肌腱之间,拇长展肌腱沟的凹陷中。

经渠: 腕掌侧远端横纹上1寸,桡骨茎突与桡动脉之间。

太渊: 腕掌横纹桡侧端,桡动脉的桡侧凹陷中。

风门: 第2胸椎棘突下,后正中线旁开1.5寸。

肺俞: 第3胸椎棘突下,后正中线旁开1.5寸。

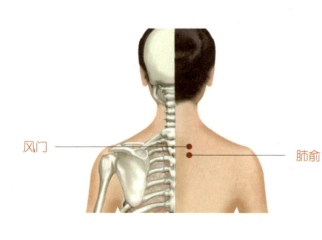
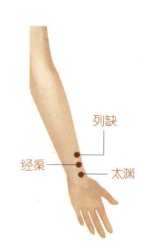

第三章　内科疾病的按摩疗法

方义分析

列缺： 手太阴肺经腧穴，又为肺经之络穴，亦是八脉交会穴（通于任脉），可调节肺功能，调动肺经元气，治疗单纯性咳嗽。

经渠： 手太阴肺经腧穴，可调肺止咳，保障呼吸通畅，适用于各种咳嗽。

太渊： 手太阴肺经腧穴，又为肺经原穴，八会之脉会，有强壮肺脏、抑制肺气上逆的功效，能起到很好的止咳作用。

风门： 足太阳膀胱经腧穴，可泄诸阳之热邪，散一切风邪，可缓解由肺气失宣引起的咳嗽、流鼻涕等症状。

肺俞： 足太阳膀胱经腧穴，又是肺之背俞穴，可宣肺祛风，增强呼吸功能。

按摩方法

掐按列缺： 用拇指指尖掐按列缺3～5分钟，以有酸胀感为度。

按揉经渠： 用拇指或食指指腹按揉经渠4～5分钟，以有酸胀感为度。

掐按太渊： 用拇指指腹轻柔地掐按太渊1～3分钟，以有酸胀感为度。

按揉风门： 用两手拇指同时用力，沿顺时针方向按揉风门约2分钟，然后沿逆时针方向按揉约2分钟，以局部出现酸胀感为佳。

按揉肺俞： 用两手拇指同时用力，沿顺时针方向按揉肺俞约2分钟，然后沿逆时针方向按揉约2分钟，以局部出现酸胀感为佳。

按摩提醒

用吹风机对准列缺、经渠、太渊依次吹热风，直至穴位周围感觉温暖，能促进血液循环，增强按摩效果，尤其适合冬季风寒咳嗽者。

食欲减退

所谓"食欲",是一种想要进食的生理需求,在期望进食时感觉到的一种愉快感。一旦这种需求低落甚至消失,即称为食欲减退。中医认为,胃主受纳,脾主运化,食欲减退主要是脾胃虚弱所致,需要健脾和胃。脾胃运化有力,消化才好,才能保证食欲健旺。按摩相关穴位,可助脾胃运化,增加食欲。

选穴定位

脾俞: 第11胸椎棘突下,后正中线旁开1.5寸。

胃俞: 第12胸椎棘突下,后正中线旁开1.5寸。

中脘: 脐中上4寸,前正中线上。

梁门: 脐中上4寸,前正中线旁开2寸。

下脘: 脐中上2寸,前正中线上。

足三里: 犊鼻下3寸,犊鼻与解溪连线上。

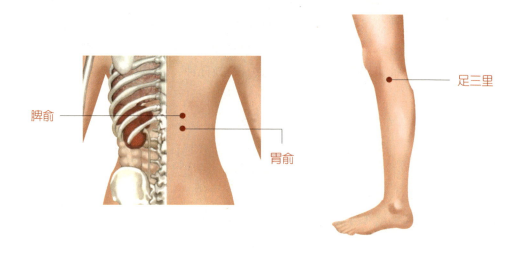

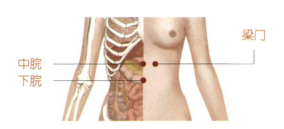

方义分析

脾俞、胃俞： 足太阳膀胱经腧穴，又是脾、胃之背俞穴，可调脾胃之气机。

中脘： 胃之募穴，又是腑会，可以通腑气、消食导滞。

梁门： 足阳明胃经腧穴，可疏调胃气。

下脘： 任脉腧穴，又是足太阴、任脉之会，可调脾之气机。

足三里： 足阳明胃经腧穴，又是胃之下合穴，可健脾和胃。

按摩方法

按揉中脘： 用拇指指腹按压中脘约30秒，然后沿顺时针方向按揉约2分钟，以局部出现酸胀感为佳。

按压梁门： 用食指指腹按压梁门3～5分钟，以有酸痛感为宜。

按揉下脘： 用拇指指腹按压下脘约30秒，然后沿顺时针方向按揉约2分钟，以局部出现酸胀感为佳。

按揉脾俞： 用两手拇指按在脾俞上，其余四指附着在肋骨上，按揉约2分钟，以局部出现酸胀感为佳。

按揉胃俞： 用两手拇指按压胃俞1分钟，然后沿顺时针方向按揉约1分钟，再沿逆时针方向按揉约1分钟，以局部出现酸胀感为佳。

按揉足三里： 用拇指沿顺时针方向按揉足三里约2分钟，然后沿逆时针方向按揉约2分钟，以局部出现酸胀感为佳。

按摩提醒

随时随地按摩：双手叠于胃部和腹部，慢动作轻柔地顺时针和逆时针推揉各20圈，以促进胃肠蠕动和腹腔内器官血液循环。从而增强胃肠功能，刺激大脑，调节和发挥中枢神经系统的功能。

呃逆

呃逆又称"咳逆",俗称"打嗝",是指气逆上冲,喉间呃呃连声,声短而频繁,不能自制的一种病症,甚则妨碍谈话、咀嚼、呼吸、睡眠等。多在寒凉刺激,饮食过急、过饱,情绪激动,疲劳,呼吸过于深频等诱因下引发。中医认为,该病多因饮食不节、正气亏虚、胃气上逆所致。按摩相关穴位可以和胃降逆、调气理膈,轻松解除呃逆。

选穴定位

止呃: 眼眶上缘内侧的凹陷处。
膈俞: 第7胸椎棘突下,后正中线旁开1.5寸。
膈关: 第7胸椎棘突下,后正中线旁开3寸。
中脘: 脐中上4寸,前正中线上。
气海: 脐中下1.5寸,前正中线上。
关元: 脐中下3寸,前正中线上。

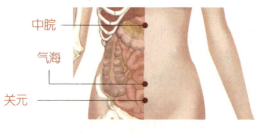

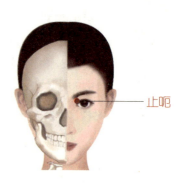

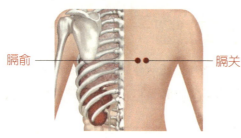

第三章 内科疾病的按摩疗法

方义分析

止呃： 止呃逆专用穴位，能快速止住打嗝。

膈关、膈俞： 足太阳膀胱经腧穴，可疏肝理气、宽胸利膈、降逆止呃。

中脘： 任脉腧穴，为胃之募穴，又是腑会，可和胃降逆。

气海、关元： 任脉腧穴，有助于体内气体的运行。

按摩方法

点按止呃： 用两手拇指或食指斜向内上方轻轻点按止呃1分钟，以局部感到酸胀并能忍耐为佳。

按揉膈俞： 用两手拇指指腹同时用力，沿顺时针方向按揉膈俞约2分钟，然后沿逆时针方向按揉约2分钟，以局部出现酸胀感为佳。

按揉膈关： 用两手拇指指腹同时用力，沿顺时针方向按揉膈关约2分钟，然后沿逆时针方向按揉约2分钟，以局部出现酸胀感为佳。

按揉中脘： 用拇指指腹按压中脘约30秒，然后沿顺时针方向按揉约2分钟，以局部出现酸胀感为佳。

按揉气海： 用拇指指腹按压气海约30秒，然后沿顺时针方向按揉约2分钟，以局部出现酸胀感为佳。

按揉关元： 用拇指指腹按压关元约30秒，然后沿顺时针方向按揉约2分钟，以局部出现酸胀感为佳。

按摩提醒

按摩后，患者要注意保暖、休息，精神要安宁，不吃生冷难消化的食物。如果长时间连续不断，可能提示有疾患或病情恶化，需引起注意。

胃痛

胃痛，又称"胃脘痛"，以上腹胃脘部近心窝处经常发生疼痛为特征。临床表现为胃脘部饱胀、疼痛、嗳气、食欲减退等症。中医认为，其病因多为饮食不节，过食生冷、肥甘，令湿热内生，胃失和降；或体质虚弱，脾失健运，寒从内生；或忧思恼怒，气郁化火，肝失条达，令气机阻滞；或外感风寒，内客于胃，令胃气不和而疼痛。按摩相关穴位可有效缓解胃痛。

选穴定位

膈俞： 第7胸椎棘突下，后正中线旁开1.5寸。
脾俞： 第11胸椎棘突下，后正中线旁开1.5寸。
胃俞： 第12胸椎棘突下，后正中线旁开1.5寸。
上脘： 脐中上5寸，前正中线上。
中脘： 脐中上4寸，前正中线上。
内关： 腕掌侧远端横纹上2寸，掌长肌腱与桡侧腕屈肌腱之间。
足三里： 犊鼻下3寸，犊鼻与解溪连线上。
公孙： 第1跖骨底的前下缘赤白肉际处。

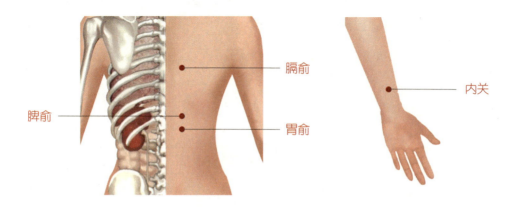

第三章 内科疾病的按摩疗法

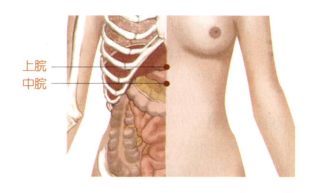

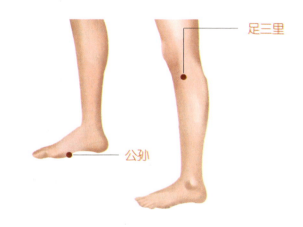

方义分析

膈俞： 血会之穴，可活血化瘀止胃痛。

脾俞、胃俞： 脾、胃之背俞穴，可健脾和胃、理气止痛。

上脘、中脘： 任脉腧穴，可疏通胃气、升清降浊、和胃止痛。

内关： 手厥阴心包经之络穴，可宣通三焦气机，健脾和胃，理气止痛。

足三里： 足阳明胃经之合穴，合治内腑，可健脾化湿，镇静止痛。

公孙： 脾之络穴，调理脾胃止疼痛。

按摩方法

按揉膈俞： 用双手拇指指腹同时用力，沿顺时针方向按揉膈俞约2分钟，然后沿逆时针方向按揉约2分钟，以局部出现酸胀感为佳。

按揉脾俞： 用双手拇指指腹同时用力，沿顺时针方向按揉脾俞约2分钟，然后沿逆时针方向按揉约2分钟，以局部出现酸胀感为佳。

按揉胃俞： 用双手拇指指腹同时用力，沿顺时针方向按揉胃俞约2分钟，然后沿逆时针方向按揉约2分钟，以局部出现酸胀感为佳。

按揉上脘： 用拇指指腹按压上脘约30秒，然后沿顺时针方向按揉约2分钟，以局部出现酸胀感为佳。

按揉中脘： 用拇指指腹按压中脘约30秒，然后沿顺时针方向按揉约2分钟，以局部出现酸胀感为佳。

点按内关： 按摩者左手托着被按摩者的前臂，右手拇指或食指点按内关约1分钟，以局部感到酸胀并向腕部和手放射为佳。

按揉足三里： 用拇指沿顺时针方向按揉足三里约2分钟，然后沿逆时针方向按揉约2分钟，以局部出现酸胀感为佳。

点按公孙： 用拇指或中指点按公孙80～100次，以局部出现酸胀感为佳。

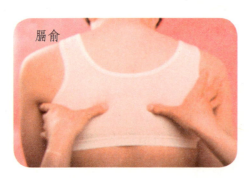
膈俞

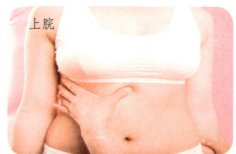
上脘

按摩提醒

胃痛的时候，把皮带松开，可以保障胃气流通顺畅，让腹部舒服一点。经常胃痛的人，平常应尽量穿舒适宽松的衣服，以避免腹部受压。

慢性胃炎

慢性胃炎系指不同病因引起的各种慢性胃黏膜炎性病变，是种常见病，其发病率在各种胃病中居首位。属中医胃脘痛、痞满等范畴。中医认为由气滞、脾虚、血瘀等诸邪阻滞于胃或胃络失养所致。按摩相关穴位，可降气、祛瘀、通腑，对慢性胃炎有较好的疗效。

选穴定位

膈俞： 第7胸椎棘突下，后正中线旁开1.5寸。

胆俞： 第10胸椎棘突下，后正中线旁开1.5寸。

脾俞： 第11胸椎棘突下，后正中线旁开1.5寸。

胃俞： 第12胸椎棘突下，后正中线旁开1.5寸。

上脘： 脐中上5寸，前正中线上。

中脘： 脐中上4寸，前正中线上。

下脘： 脐中上2寸，前正中线上。

内关： 腕掌侧远端横纹上2寸，掌长肌腱与桡侧腕屈肌腱之间。

足三里： 犊鼻下3寸，犊鼻与解溪连线上。

三阴交： 内踝尖上3寸，胫骨内侧缘后际。

公孙： 第1跖骨底的前下缘赤白肉际处。

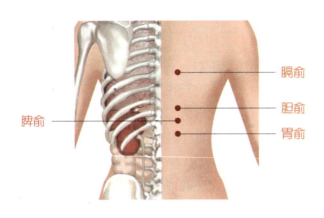

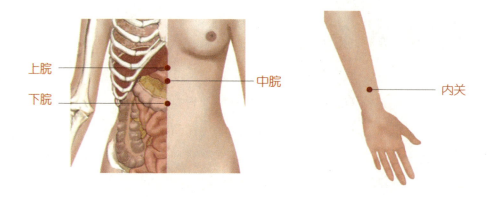

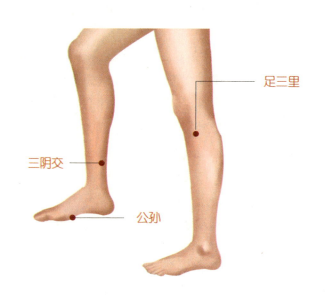

方义分析

膈俞：血之海，可活血化瘀，有助于胃部气血的流通。

胆俞、脾俞、胃俞：足太阳膀胱经腧穴，可强健肝、胆、脾，促进胃功能恢复正常。

上脘、中脘、下脘：任脉腧穴，可调和阴阳、和胃止痛。

内关：心包经之络穴，可理气降逆。

足三里：足阳明胃经腧穴，可调腑气、和胃止痛。

三阴交：足三阴经（肝、脾、肾）的交会穴，可健脾和胃。

公孙：脾之络穴，调理脾胃止疼痛。

第三章 内科疾病的按摩疗法

按摩方法

按揉膈俞： 用双手拇指指腹同时用力，沿顺时针方向按揉膈俞约2分钟，然后沿逆时针方向按揉约2分钟，以局部出现酸胀感为佳。

按揉胆俞： 用双手拇指指腹同时用力，沿顺时针方向按揉胆俞约2分钟，然后沿逆时针方向按揉约2分钟，以局部出现酸胀感为佳。

按揉脾俞： 用双手拇指指腹同时用力，沿顺时针方向按揉脾俞约2分钟，然后沿逆时针方向按揉约2分钟，以局部出现酸胀感为佳。

按揉胃俞： 用双手拇指指腹同时用力，沿顺时针方向按揉胃俞约2分钟，然后沿逆时针方向按揉约2分钟，以局部出现酸胀感为佳。

按揉上脘： 用拇指指腹按压上脘约30秒，然后沿顺时针方向按揉约2分钟，以局部出现酸胀感为佳。

按揉中脘： 用拇指指腹按压中脘约30秒，然后沿顺时针方向按揉约2分钟，以局部出现酸胀感为佳。

按揉下脘： 用拇指指腹按压下脘约30秒，然后沿顺时针方向按揉约2分钟，以局部出现酸胀感为佳。

点按内关： 用拇指或食指点按内关约1分钟，以局部感到酸胀并向腕部和手放射为佳。

按揉足三里： 用拇指沿顺时针方向按揉足三里约2分钟，然后沿逆时针方向按揉约2分钟，以局部出现酸胀感为佳。

按揉三阴交： 用拇指沿顺时针方向按揉三阴交约2分钟，然后沿逆时针方向按揉约2分钟，以局部出现酸胀感为佳。

点按公孙： 用拇指或食指点按公孙约1分钟，以局部感到酸胀为佳。

按摩提醒

治疗慢性胃炎可每天按摩1次，14天为一个疗程，长期坚持便可见到成效。

腹胀

腹胀是一种常见的消化系统症状。既可以是一种主观上的感觉，如感到腹部的一部分或全腹部胀满，常伴有相关的症状，如呕吐、腹泻、嗳气等；也可以是一种客观上的检查结果，发现腹部一部分或全腹部膨隆。中医认为，腹胀多因饮食、废气凝结于肠胃所致，按摩胃肠区相关穴位，可以调理肠胃不适，帮助废气排出，快速解决腹胀。

选穴定位

胃俞： 第12胸椎棘突下，后正中线旁开1.5寸。
悬枢： 第1腰椎棘突下凹陷中，后正中线上。
大肠俞： 第4腰椎棘突下，后正中线旁开1.5寸。
小肠俞： 横平第1骶后孔，后正中线旁开1.5寸。
上脘： 脐中上5寸，前正中线上。
下脘： 脐中上2寸，前正中线上。
天枢： 横平脐中，前正中线旁开2寸。
气海： 脐中下1.5寸，前正中线上。
足三里： 犊鼻下3寸，犊鼻与解溪连线上。

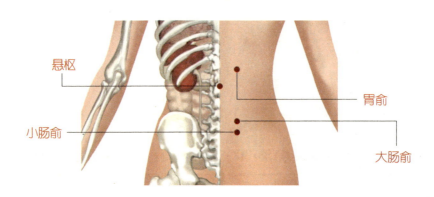

第三章 内科疾病的按摩疗法

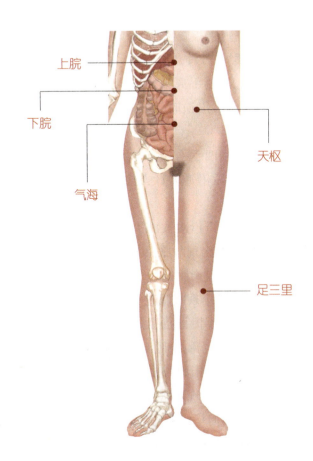

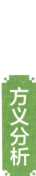

胃俞、大肠俞、小肠俞： 足太阳膀胱经腧穴，胃俞又为胃之背俞穴，可和胃降逆；大肠俞又为大肠之背俞穴，可理气降逆、调和肠胃；小肠俞又为小肠之背俞穴，可清热利湿。

悬枢： 督脉腧穴，可助阳健脾、通调肠气。

上脘、下脘： 任脉腧穴，可和中降逆、利膈化痰。

气海： 气之汇处，可调理气机、顺气除胀。

天枢： 大肠募穴，可调腑气。

足三里： 足阳明胃经下合穴，可疏导胃气。

063

按摩方法

按揉胃俞： 用两手拇指指腹同时用力，沿顺时针方向按揉胃俞约2分钟，然后沿逆时针方向按揉约2分钟，以局部出现酸胀感为佳。

按揉悬枢： 用拇指指腹沿顺时针方向按揉悬枢约2分钟，然后沿逆时针方向按揉约2分钟，以局部出现酸胀感为佳。

按揉大肠俞： 用两手拇指指腹同时用力，沿顺时针方向按揉大肠俞约2分钟，然后沿逆时针方向按揉约2分钟，以局部出现酸胀感为佳。

按揉小肠俞： 用两手拇指指腹同时用力，沿顺时针方向按揉小肠俞约2分钟，然后沿逆时针方向按揉约2分钟，以局部出现酸胀感为佳。

按揉上脘： 用拇指指腹按压上脘约30秒，然后沿顺时针方向按揉约2分钟，以局部出现酸胀感为佳。

按揉下脘： 用拇指指腹按压下脘约30秒，然后沿顺时针方向按揉约2分钟，以局部出现酸胀感为佳。

按揉天枢： 用两手拇指指腹按压天枢约30秒，然后沿顺时针方向按揉约2分钟，以局部出现酸胀感为佳。

按揉气海： 用拇指指腹按压气海约30秒，然后沿顺时针方向按揉约2分钟，以局部出现酸胀感为佳。

按揉足三里： 用拇指沿顺时针方向按揉足三里约2分钟，然后沿逆时针方向按揉约2分钟，以局部出现酸胀感为佳。

按摩提醒

以上穴位按摩再结合腹部按摩效果更佳：仰卧在床上，先用右手，五指并拢，以肚脐为中心，面积由小到大，手由轻到重、由慢到快，顺时针方向绕肚脐旋转摩腹100圈。再改用左手反方向摩腹100圈，两手轮换交替摩腹15～20分钟，以肚皮发红、有热感为度。

腹痛

腹痛，是指胃脘以下、耻骨毛际以上部位发生疼痛的病症。临床表现为腹部作痛，可包括全腹痛、脐腹痛、小腹痛、少腹痛等；多可伴有肠鸣、腹胀、矢气、大便异常等。中医认为，此病多因外感时邪，寒邪内阻，气机窒塞，不通则痛；饮食不节，湿热内蕴，阻遏经络，气机不利；七情不畅，肝郁气滞，气机郁滞，脉络闭阻；脾虚气弱，经脉失养而致。按摩可缓解腹痛，且简便易行，见效迅速。

选穴定位

脾俞： 第11胸椎棘突下，后正中线旁开1.5寸。

胃俞： 第12胸椎棘突下，后正中线旁开1.5寸。

中脘： 脐中上4寸，前正中线上。

气海： 脐中下1.5寸，前正中线上。

天枢： 横平脐中，前正中线旁开2寸。

内关： 腕掌侧远端横纹上2寸，掌长肌腱与桡侧腕屈肌腱之间。

足三里： 犊鼻下3寸，犊鼻与解溪连线上。

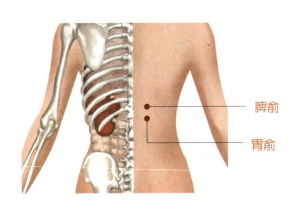

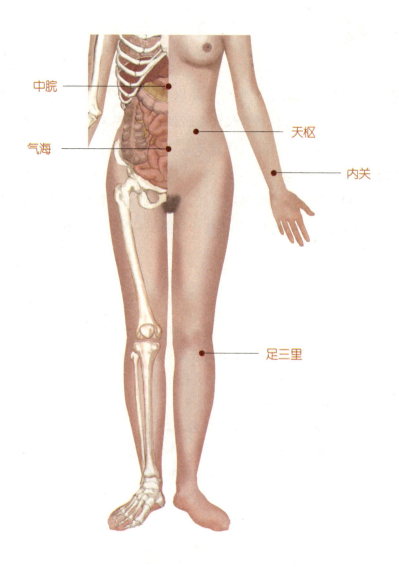

方义分析

脾俞、胃俞： 脾、胃之背俞穴，可调脾胃之气机。
中脘： 为腑之会，又是胃之募穴，是治疗腹疾要穴。
气海： 气之汇处，可理气、行气。
天枢： 大肠募穴，可调理胃肠。
内关： 手厥阴心包经络穴，可疏肝胃之气。
足三里： 足阳明胃经下合穴，为疏导胃气之枢机。

第三章 内科疾病的按摩疗法

按摩方法

按揉脾俞： 用两手拇指指腹同时用力，沿顺时针方向按揉脾俞约2分钟，然后沿逆时针方向按揉约2分钟，以局部出现酸胀感为佳。

按揉胃俞： 用两手拇指指腹同时用力，沿顺时针方向按揉胃俞约2分钟，然后沿逆时针方向按揉约2分钟，以局部出现酸胀感为佳。

按揉中脘： 用中指指腹按压中脘约30秒，然后沿顺时针方向按揉约2分钟，以局部出现酸胀感为佳。

按揉气海： 用拇指指腹按压气海约30秒，然后沿顺时针方向按揉约2分钟，以局部出现酸胀感为佳。

按揉天枢： 用两手拇指指腹按压天枢约30秒，然后沿顺时针方向按揉约2分钟，以局部出现酸胀感为佳。

点按内关： 用拇指或食指点按内关约1分钟，以局部感到酸胀并向腕部和手放射为佳。

按揉足三里： 用拇指沿顺时针方向按揉足三里约2分钟，然后沿逆时针方向按揉约2分钟，以局部出现酸胀感为佳。

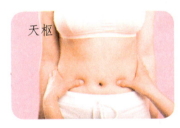
天枢

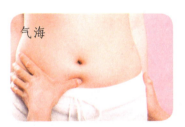
气海

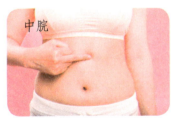
中脘

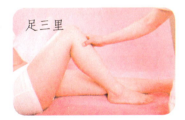
足三里

按摩提醒

对于消化不良、胃肠痉挛、腹部受凉、肠虫症、肠粘连等所致的腹痛，用按摩治疗，效果甚为理想。对某些急症所致的腹痛，按摩可能不宜用作主要的治疗措施，但可以缓解令人难受的腹痛，而且简便易行，见效迅速。

慢性腹泻

慢性腹泻属于功能性腹泻,指的是肠功能紊乱引起的腹泻,包括结肠过敏、情绪性、消化不良引起的腹泻。属中医的"泄泻""下利"等病范畴。中医认为,引起腹泻的最基本因素是脾胃的功能失常,正所谓"泄泻之本,无不由于脾胃"。另外,七情伤肝,肝郁气滞,肝气横逆犯脾,令脾失健运;肾阳不足,不能温暖脾土,令水谷不化,而成泄泻。按摩相关穴位可以缓解此病。

选穴定位

脾俞: 第11胸椎棘突下,后正中线旁开1.5寸。
肾俞: 第2腰椎棘突下,后正中线旁开1.5寸。
大肠俞: 第4腰椎棘突下,后正中线旁开1.5寸。
中脘: 脐中上4寸,前正中线上。
建里: 脐中上3寸,前正中线上。
章门: 第11肋游离端的下际。
气海: 脐中下1.5寸,前正中线上。
足三里: 犊鼻下3寸,犊鼻与解溪连线上。
上巨虚: 犊鼻下6寸,犊鼻与解溪连线上。
阴陵泉: 胫骨内侧髁下缘与胫骨内侧缘之间的凹陷中。
公孙: 第1跖骨底的前下缘赤白肉际处。

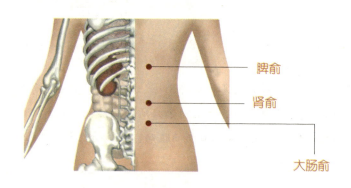

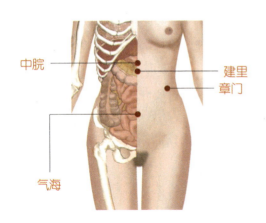
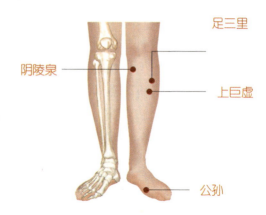

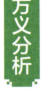
方义分析

脾俞、肾俞、大肠俞： 足太阳膀胱经腧穴，可调脾、肾、大肠之经气，补气益肾止泄。

中脘： 胃之募穴，又是腑会，可以通腑气、消食导滞。

建里： 任脉腧穴，可调健脾胃、消积化滞。

章门： 足厥阴肝经腧穴，脾之募穴，可清利湿热。

气海： 任脉腧穴，可益气举陷。

足三里： 足阳明胃经腧穴，可健脾祛湿。

上巨虚： 足阳明胃经腧穴，为大肠之下合穴，"合治内腑"。

阴陵泉： 足太阴脾经腧穴，主治腹胀、腹泻。

公孙： 足太阴脾经之络穴，八脉交会穴之一，可健脾益胃。

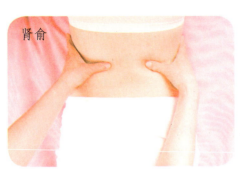
肾俞

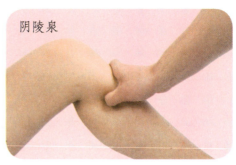
阴陵泉

按摩方法

按揉脾俞：用两手拇指指腹同时用力，沿顺时针方向按揉脾俞约2分钟，然后沿逆时针方向按揉约2分钟，以局部出现酸胀感为佳。

按揉肾俞：用两手拇指指腹同时用力，沿顺时针方向按揉肾俞约2分钟，然后沿逆时针方向按揉约2分钟，以局部出现酸胀感为佳。

按揉大肠俞：用两手拇指指腹同时用力，沿顺时针方向按揉大肠俞约2分钟，然后沿逆时针方向按揉约2分钟，以局部出现酸胀感为佳。

按揉中脘：用拇指指腹按压中脘约30秒，然后沿顺时针方向按揉约2分钟，以局部出现酸胀感为佳。

按揉建里：用拇指指腹按压建里约30秒，然后沿顺时针方向按揉约2分钟，以局部出现酸胀感为佳。

按揉章门：用拇指指腹沿顺时针方向按揉章门约2分钟，然后沿逆时针方向按揉约2分钟，以局部出现酸胀感为佳。

按揉气海：用拇指指腹按压气海约30秒，然后沿顺时针方向按揉约2分钟，以局部出现酸胀感为佳。

按揉足三里：用拇指沿顺时针方向按揉足三里约2分钟，然后沿逆时针方向按揉约2分钟，以局部出现酸胀感为佳。

按揉上巨虚：用拇指沿顺时针方向按揉上巨虚约2分钟，然后沿逆时针方向按揉约2分钟，以局部出现酸胀感为佳。

按揉阴陵泉：用拇指沿顺时针方向按揉阴陵泉约2分钟，然后沿逆时针方向按揉约2分钟，以局部出现酸胀感为佳。

点按公孙：用拇指或中指点按公孙80~100次，以局部出现酸胀感为佳。

按摩提醒

在治疗期间及平时，每天用手掌在小腹部做环形推摩50次，然后提捏腹部皮肤1~2分钟，并在中脘、天枢、关元、足三里、三阴交等穴上做点按和轻敲，以帮助慢性腹泻早日痊愈或预防其发生。

高血压

高血压是以动脉血压持续增高为主要表现的一种慢性疾病。临床表现为动脉压长时间超过140/90毫米汞柱,并伴有头胀、头痛、头晕、眼花、失眠、心烦、健忘、耳鸣、乏力等;随病情发展,可有心、脑、肾、眼底等器官损害。属中医"眩晕""头痛"等范畴,病机为本虚标实。本虚为肝肾阴虚,水不涵木;标实则为气火上逆,或肝阳化风,以致清空被扰。按摩相关穴位可以通畅气血,疏导经络,从而达到降压的效果。

选穴定位

百会: 前发际正中直上5寸,头顶正中心。
大椎: 第7颈椎棘突下凹陷中,后正中线上。
曲池: 在尺泽与肱骨外上髁连线中点凹陷中。
太冲: 第1、2跖骨间,跖骨底结合部前方凹陷中。
涌泉: 屈足蜷趾时足心最凹陷中。

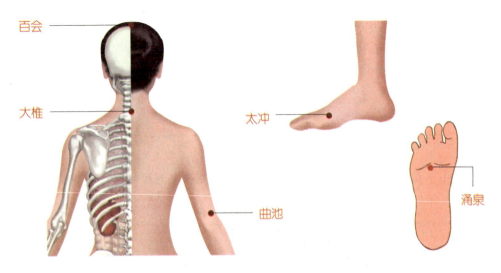

方义分析

大椎： 督脉腧穴，可泄热降压。

百会： 督脉腧穴，位于巅顶，为诸阳之会，又于阳中寓阴，能通达阴阳脉络，连贯周身经穴，对于调节机体的阴阳平衡起着重要的作用。

曲池： 手阳明大肠经之合穴，可通经活络、泄热解郁。

太冲： 足厥阴肝经腧穴，可疏通肝胆气机、降逆泻火。

涌泉： 降低交感神经兴奋性，促进血液向外周流动，缓解头昏眼花、烦躁症状。

按摩方法

按揉大椎： 用拇指指腹按压大椎约30秒，沿顺时针方向按揉约1分钟，然后沿逆时针方向按揉约1分钟，以局部出现酸胀感为佳。

按揉百会： 用拇指按压百会约30秒，沿顺时针方向按揉约1分钟，然后沿逆时针方向按揉约1分钟，以局部出现酸胀感为佳。

点按曲池： 用拇指指腹点按曲池穴20~30次，以局部有酸胀感为宜。

点按太冲： 以两手拇指指端着力，持续地点按此穴，每次点按30秒稍停片刻，共点按3分钟即可。

擦涌泉： 足部搁于对侧大腿，一手握住足趾部，一手以小鱼际侧推擦足底，左右交替各3~5分钟，以温热为度。

按摩提醒

双手十指微微张开，轻轻用力，自前而后梳理头发到枕部，大约100次。可以使头部毛孔张开，排泄邪气的同时疏经活络。

低血压

低血压是指收缩压低于90毫米汞柱，舒张压低于60毫米汞柱，常常表现为头晕、倦怠乏力、精神不振、胃寒、四肢不温、抵抗力和免疫力下降，易感冒等。中医认为，低血压多由于气虚阳虚，阴血亏虚或气阴两虚所致。按摩相关穴位能促进血液循环，益气补阴、健脾补肾，改善脏腑功能。

选穴定位

百会： 前发际正中直上5寸，头顶正中心。

心俞： 第5胸椎棘突下，后正中线旁开1.5寸。

膻中： 平第4肋间，前正中线上。

中脘： 脐中上4寸，前正中线上。

关元： 脐中下3寸，前正中线上。

足三里： 犊鼻下3寸，犊鼻与解溪连线上。

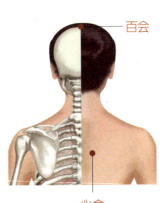
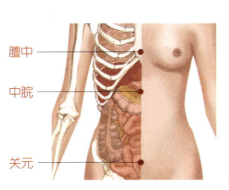
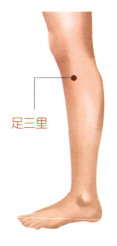

方义分析

百会：督脉腧穴，位于巅顶，为诸阳之会，可升阳举陷。
心俞：足太阳膀胱经腧穴，可调心之气机，益气养血。
膻中：气会之穴，可宽胸理气、通络散瘀。
中脘、关元：任脉腧穴，具有升阳益气、消除阴邪之作用。
足三里：足阳明胃经之合穴，可调理脾胃、补中益气。

按摩方法

按揉百会：用拇指按压百会约30秒，沿顺时针方向按揉约1分钟，然后沿逆时针方向按揉约1分钟，以局部出现酸胀感为佳。

按揉心俞：用两手拇指指腹沿顺时针方向按揉心俞约2分钟，然后沿逆时针方向按揉约2分钟，以局部出现酸胀感为佳。

指推膻中：用拇指或中指自下而上推膻中约2分钟，以局部出现酸胀感为佳。

按揉中脘：用拇指指腹按压中脘约30秒，然后沿顺时针方向按揉约2分钟，以局部出现酸胀感为佳。

点按关元：用拇指指腹轻轻点按关元约2分钟，以局部出现酸胀感为佳。

按揉足三里：用拇指沿顺时针方向按揉足三里约2分钟，然后沿逆时针方向按揉约2分钟，以局部出现酸胀感为佳。

按摩提醒

当出现头晕、倦怠乏力、精神不振时，两手指放在前额部，向两侧颈部推摩，然后用掌根揉按两侧颈部，重复8~10次，可振奋精神，使血压上升。

慢性肝炎

慢性肝炎是指由乙型、丙型、丁型肝炎病毒引起的，病程至少持续超过6个月以上的肝脏坏死和炎症。人患肝炎后，会产生一系列的临床症状，如全身乏力、不思饮食、腹胀、失眠、肌肉关节疼痛等，长久不能消除。肝区不适及疼痛者，取肝俞、胆俞、章门及中脘等穴位，用轻揉慢按手法按摩可减轻疼痛。

选穴定位

肝俞： 第9胸椎棘突下，后正中线旁开1.5寸。
脾俞： 第11胸椎棘突下，后正中线旁开1.5寸。
期门： 乳头直下，第6肋间隙，前正中线旁开4寸。
阳陵泉： 腓骨头前下方凹陷中。
足三里： 犊鼻下3寸，犊鼻与解溪连线上。
太冲： 第1、2跖骨间，跖骨底结合部前方凹陷中。

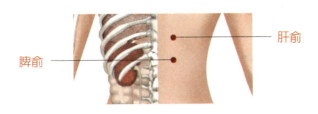
肝俞　脾俞

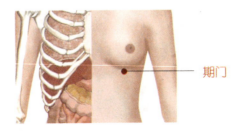
期门

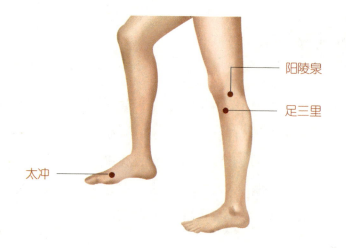

方义分析

肝俞、脾俞： 足太阳膀胱经腧穴，分别为肝、脾之背俞穴，可调肝、脾之经气，行血、健脾、止痛。

期门、阳陵泉、太冲： 期门为肝之募穴，阳陵泉为足少阳胆经的上合穴，太冲为肝之原穴。三穴合用，共奏疏肝解郁、通络止痛之功。

足三里： 足阳明胃经之合穴，可调理脾胃、补中益气。

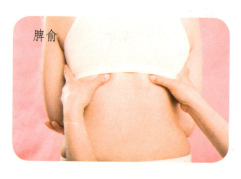

脾俞

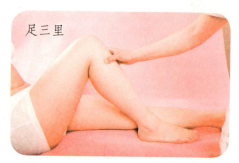

足三里

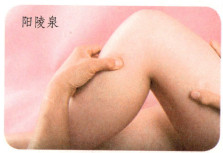

阳陵泉

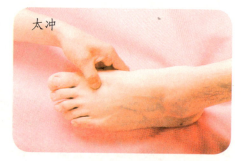

太冲

按摩方法

按揉肝俞： 用两手拇指指腹沿顺时针方向按揉肝俞约2分钟，然后沿逆时针方向按揉约2分钟，以局部出现酸胀感为佳。

按揉脾俞： 用两手拇指按在脾俞上，其余四指附着在肋骨上，按揉约2分钟，以局部出现酸胀感为佳。

按揉期门： 用手指缓缓按摩期门，按摩3～5秒钟之后吐气，吐气时放手，吸气时再刺激穴道，如此反复，有酸麻的感觉才见效。可将中间三个指头并起来，以加大按摩面积。

点按阳陵泉： 用拇指指腹沿顺时针方向按揉阳陵泉约2分钟，然后沿逆时针方向按揉约2分钟，以局部出现酸胀感为佳。

按揉足三里： 用拇指沿顺时针方向按揉足三里约2分钟，然后沿逆时针方向按揉约2分钟，以局部出现酸胀感为佳。

点按太冲： 以两手拇指指端着力，持续地点按太冲，每次点按30秒稍停片刻，共点按3分钟即可。

按摩提醒

一般每日或隔日按摩1次，经过一个疗程（15次）的治疗，患者的症状就会明显改善；3～4个疗程之后，症状大多消失，肝功能可恢复或接近正常。

失眠患者选用太阳、头维、上星、百会等穴位，施以点、按、揉等手法，按摩15～30分钟；腹胀患者取膻中、中脘、天枢穴，沿顺时针方向，以中等程度的手法，按摩20分钟，再取肾俞、大肠俞、足三里等穴位，用点、按、重揉手法，按摩10～15分钟；肝区不适及疼痛者，取肝俞、胆俞、章门及中脘等穴位，用轻揉慢按手法按摩。全身症状较多的患者，可用综合手法进行40～60分钟的全身推拿按摩。

便秘

便秘是由于大肠传导功能失常导致的以大便排出困难、排便时间或排便间隔时间延长为临床特征的一种大肠病证。此病属中医学"脾约""大便难"范畴。临床表现为大便次数减少，常三五日，甚至七八日大便一次，甚至更长时间方有便意；或大便干结，临厕努挣；亦有每次临厕，大便均感觉排不干净。病因是多方面的，其中主要的有外感寒热之邪，内伤饮食情志，病后体虚，阴阳气血不足等。按摩相关穴位可调整脏腑功能，通便理气。

选穴定位

脾俞： 第11胸椎棘突下，后正中线旁开1.5寸。

大肠俞： 第4腰椎棘突下，后正中线旁开1.5寸。

天枢： 横平脐中，前正中线旁开2寸。

神阙： 腹中部，脐中央。

气海： 脐中下1.5寸，前正中线上。

大横： 脐中旁开4寸。

足三里： 犊鼻下3寸，犊鼻与解溪连线上。

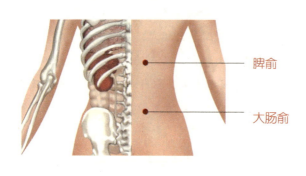

脾俞

大肠俞

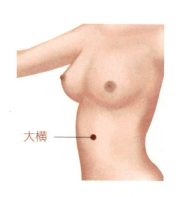

大横

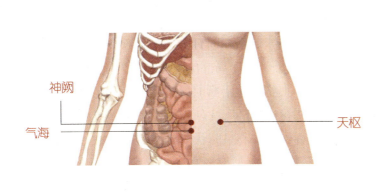
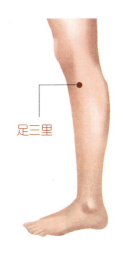

方义分析

脾俞、大肠俞： 足太阳膀胱经腧穴，分别为脾、大肠背俞穴，脾俞可健运脾气，大肠俞可疏通大肠腑气。

神阙、气海： 任脉腧穴，神阙内连五脏六腑，可调脏腑气机；气海益气助通便。

天枢、足三里： 足阳明胃经腧穴，天枢又为大肠募穴，可通腑气；足三里可扶助正气，滋润肠道。

大横： 足太阴脾经腧穴，又是足太阴、阴维之会，可调理肠胃。

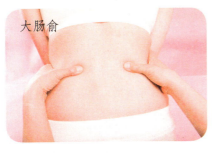

大肠俞

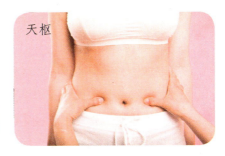

天枢

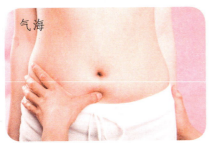

气海

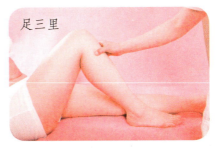

足三里

按摩方法

按揉脾俞： 用两手拇指指腹沿顺时针方向按揉脾俞约2分钟，然后沿逆时针方向按揉约2分钟，以局部出现酸胀感为佳。

按揉大肠俞： 用两手拇指指腹沿顺时针方向按揉大肠俞约2分钟，然后沿逆时针方向按揉约2分钟，以局部出现酸胀感为佳。

按揉神阙： 双手相叠，用掌心呈圈状按揉神阙30~50次。

按揉天枢： 用拇指指腹按压天枢约30秒，然后沿顺时针方向按揉约2分钟，以局部出现酸胀感为佳。

按揉气海： 用拇指指腹按压气海约30秒，然后按顺时针方向按揉约2分钟，以局部出现酸胀感为佳。

按揉大横： 用拇指指腹按压大横约30秒，然后按顺时针方向按揉约2分钟，以局部出现酸胀感为佳。

按揉足三里： 用拇指顺时针方向按揉足三里约2分钟，再逆时针方向按揉约2分钟，以感到酸胀为宜。

按摩提醒

配合以下辅助按摩效果更佳：

1. 展开手掌，以腹部为中心，轻轻推向肚脐。两边按摩次数应相同。
2. 用大拇指轻轻按压肚脐左下方，对治疗宿便有帮助。
3. 轻轻按摩下腹。指尖用力，使脏器有种被拉拽的感觉。
4. 用手掌轻轻摇晃肚脐上部，使其震动。
5. 手掌倾斜，轻轻按摩肚脐上部，将震动感传达到脏器。
6. 按摩肋骨，防止肋骨结块。刺激腹部脂肪，使废物能顺畅排出。
7. 用手掌按摩右边肋骨到其斜下方的位置。

困倦易疲劳

困倦易疲劳是亚健康状态最常见的表现，随着工作紧张、精神压力增大而增加，长期下去会患疲劳综合征，进而影响生活质量。其主要症状为少量运动后就易疲劳、困倦、睡眠质量低等。现代社会中，困倦易疲劳几乎成了上班族的通病，穴位按摩能明目醒脑，很快缓解疲劳。

选穴定位

百会： 前发际正中直上5寸，头顶正中心。

头维： 额角发际直上0.5寸，头正中线旁开4.5寸。

天柱： 横平第2颈椎棘突上际，斜方肌外缘凹陷中。

风池： 枕骨之下，胸锁乳突肌上端与斜方肌上端之间的凹陷中。

胆俞： 第10胸椎棘突下，后正中线旁开1.5寸。

肾俞： 第2腰椎棘突下，后正中线旁开1.5寸。

气海： 脐中下1.5寸，前正中线上。

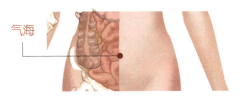

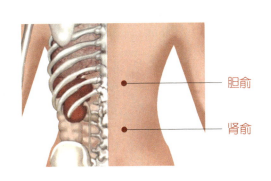

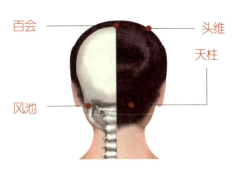

方义分析

百会： 督脉腧穴，诸阳之会穴，其络入脑，可清头目宁神志。
头维： 足阳明胃经腧穴，可行气活血。
天柱： 足太阳膀胱经腧穴，可提神醒脑、去疲劳。
风池： 足少阳胆经腧穴，位于头部，可疏调头部气机。
胆俞： 足太阳膀胱经腧穴，可疏利肝胆、清利头目。
肾俞： 足太阳膀胱经腧穴，可补肝肾、培元固本。
气海： 任脉腧穴，可补益气血。

按摩方法

按揉百会： 用拇指按压百会约30秒，沿顺时针方向按揉约1分钟，然后沿逆时针方向按揉约1分钟，以局部出现酸胀感为佳。

按揉头维： 用两个大拇指按压头维，自下而上按摩1分钟，再自上而下按摩1分钟。

按压天柱： 用拇指、食指同时着力，按压天柱约2分钟，以局部出现酸胀感为佳。

揉捏风池： 用拇指指腹或食指、中指两指并拢，用力环行揉按风池，同时头部尽力向后仰，以局部出现酸胀感为宜。

按揉胆俞： 用两手拇指指腹沿顺时针方向按揉胆俞约2分钟，然后沿逆时针方向按揉约2分钟，以局部出现酸胀感为佳。

按揉肾俞： 用两手拇指指腹沿顺时针方向按揉肾俞约2分钟，然后沿逆时针方向按揉约2分钟，以局部出现酸胀感为佳。

按揉气海： 用拇指指腹按压气海约30秒，然后沿顺时针方向按揉约2分钟，以局部出现酸胀感为佳。

按摩提醒

按摩治疗困倦易疲劳最好在每晚入睡前进行，这样不仅有缓解疲劳的作用，还能帮助入眠。在按摩的同时，还应该配合饮食的调理，并加强身体锻炼，以达到更好的改善效果。

眩晕

眩晕又称为"头眩""掉眩",以倾倒的感觉为主,或感到自身晃动、景物旋转,常伴有恶心、呕吐、出冷汗、心率过快等。中医学认为,本病虚者居多,如阴虚则肝风内动,血少则脑失所养,气虚则清阳不升,精亏则髓海不足,均易导致眩晕。按摩相关穴位可补肾清肝,祛痰止眩。

选穴定位

百会: 前发际正中直上5寸,头顶正中心。

风池: 枕骨之下,胸锁乳突肌上端与斜方肌上端之间的凹陷中。

天柱: 横平第2颈椎棘突上际,斜方肌外缘凹陷中。

胆俞: 第10胸椎棘突下,后正中线旁开1.5寸。

肾俞: 第2腰椎棘突下,后正中线旁开1.5寸。

气海: 脐中下1.5寸,前正中线上。

侠溪: 第4、5趾间,趾蹼缘后方赤白肉际处。

太冲: 第1、2跖骨间,跖骨底结合部前方凹陷中。

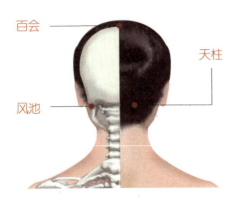

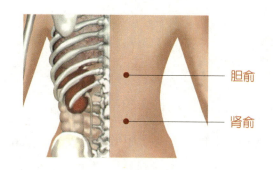

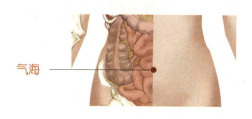

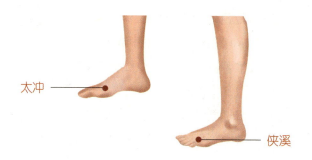

方义分析

百会： 督脉腧穴，督脉络于脑，故可清头目、止眩晕。
风池： 足少阳胆经腧穴，位于头部，可疏调头部气机。
天柱： 足太阳膀胱经腧穴，可补脑益髓。
胆俞： 足太阳膀胱经腧穴，可疏利肝胆、清利头目。
肾俞： 足太阳膀胱经腧穴，可补肝肾、培元固本。
气海： 任脉腧穴，可补益气血。
侠溪： 足少阳胆经腧穴，可泻肝胆之火。
太冲： 足厥阴肝经腧穴，可降逆气、泻肝火。

按摩方法

按揉百会： 用拇指按压百会约30秒，沿顺时针方向按揉约1分钟，然后沿逆时针方向按揉约1分钟，以局部出现酸胀感为佳。

揉捏风池： 用拇指指腹或食指、中指两指并拢，用力环行揉按风池，同时头部尽力向后仰，以局部出现酸胀感为宜。

按揉天柱： 用拇指或中指指腹按揉天柱3分钟，以局部出现酸胀感为佳。

按揉胆俞： 用两手拇指指腹沿顺时针方向按揉胆俞约2分钟，然后沿逆时针方向按揉约2分钟，以局部出现酸胀感为佳。

按揉肾俞： 用两手拇指指腹沿顺时针方向按揉肾俞约2分钟，然后沿逆时针方向按揉约2分钟，以局部出现酸胀感为佳。

按揉气海： 用拇指指腹按压气海约30秒，然后按顺时针方向按揉约2分钟，以局部出现酸胀感为佳。

点揉侠溪： 用拇指指腹点揉两侧侠溪3~5分钟，以有酸胀感为佳。

点按太冲： 以两手拇指指端着力，持续地点按太冲，每次点按30秒稍停片刻，共点按3分钟即可。

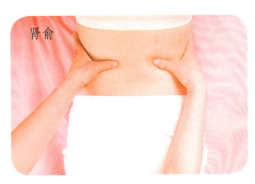

肾俞

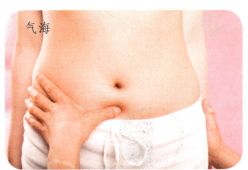

气海

按摩提醒

眩晕者应保持心情愉快，保证充足的睡眠和休息，避免用脑过度、精神紧张等。饮食宜清淡，适当参加体育锻炼。

神经衰弱

神经衰弱是指长期的精神紧张、用脑过度、睡眠不足或急性精神创伤等原因所致的精神活动能力减弱。主要表现为精神萎靡、疲乏无力、困倦思睡、头昏脑涨、注意力不集中、记忆力减退、近事遗忘等。此病属于中医学的"虚劳""不寐""健忘""目不瞑""惊悸""郁证"等病证范畴。中医认为,神经衰弱多系心脾两虚或阴虚火旺所致,掌握了恰当的按摩方法,就能很好地缓解神经衰弱的症状。

选穴定位

安眠: 耳后,在翳风与风池穴连线的中点。
心俞: 第5胸椎棘突下,后正中线旁开1.5寸。
神门: 腕掌侧横纹尺侧端,尺侧腕屈肌腱的桡侧凹陷中。
内关: 腕掌侧远端横纹上2寸,掌长肌腱与桡侧腕屈肌腱之间。
三阴交: 内踝尖上3寸,胫骨内侧缘后际。

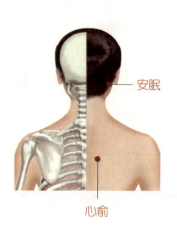
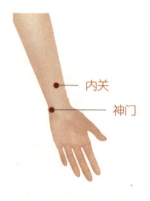
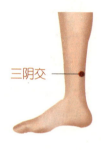

第三章 内科疾病的按摩疗法

方义分析

安眠： 经外奇穴，是失眠的经验效穴。
心俞： 心之背俞穴，可养心安神。
神门： 手少阴心经原穴，可安神定志。
内关： 手厥阴心包经腧穴，可通畅心络、安心神。
三阴交： 足太阴脾经腧穴，又是足三阴经交会穴，可滋阴降火。

按摩方法

点揉安眠： 用双手中指指腹沿顺时针方向按揉安眠约2分钟，然后沿逆时针方向按揉约2分钟，以局部出现酸胀感为佳。
按揉心俞： 用两手拇指指腹沿顺时针方向按揉心俞约2分钟，然后沿逆时针方向按揉约2分钟，以局部出现酸胀感为佳。
点揉神门： 用拇指点按神门大约1分钟，左右手交替进行，以局部出现酸胀感为佳。
点按内关： 用拇指或食指点按内关约1分钟，以局部感到酸胀并向腕部和手放射为佳。
按揉三阴交： 用拇指沿顺时针方向按揉三阴交约2分钟，然后沿逆时针方向按揉约2分钟，以局部出现酸胀感为佳。

按摩提醒

神经衰弱之成因众多，病程较长，在按摩治疗的同时，患者应根据自身体质积极进行适当的体育锻炼，还应选用必要的药物，对症治疗。

偏头痛

偏头痛是一类呈家族发病倾向的周期性发作疾病，表现为发作性的偏侧搏动性头痛，伴恶心、呕吐等，经一段间歇期后再次发病。在安静、黑暗环境或睡眠后头痛缓解。在头痛发生前或发作时可伴有神经、精神功能障碍。中医认为，其发病原因主要是在感受外邪，情志内伤，饮食不节，久病致瘀的基础上造成肝、脾、肾等脏腑功能失调，风袭脑络，痰浊阻滞，瘀血阻络所引起。按摩相关穴位，能良性地调节大脑皮层的功能活动，改善脑血管舒缩功能，促进血液循环，使脑功能恢复正常，从而达到治疗偏头痛的目的。

选穴定位

太阳： 眉梢与目外眦之间，向后约1横指的凹陷中。
风池： 枕骨之下，胸锁乳突肌上端与斜方肌上端之间的凹陷中。
大椎： 第7颈椎棘突下凹陷中，后正中线上。
风门： 第2胸椎棘突下，后正中线旁开1.5寸。
肺俞： 第3胸椎棘突下，后正中线旁开1.5寸。
肝俞： 第9胸椎棘突下，后正中线旁开1.5寸。

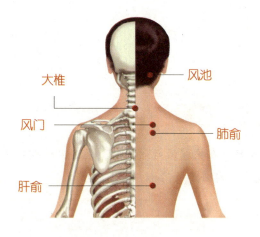
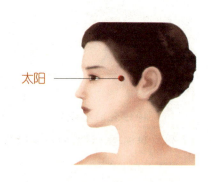

方义分析

太阳： 经外奇穴，泄热通络、活血止痛。

风池： 足少阳胆经腧穴，位于头部，可疏调头部气机。

大椎： 三阳、督脉之会，可清阳明之里，启太阳之开，和解少阳以祛邪外出而主治全身热病及外感之邪。

风门、肺俞、肝俞： 足太阳膀胱经腧穴，风门又是督脉、足太阳之会，可宣肺解表；肺俞又是肺的背俞穴，可宣肺清热；肝俞又是肝的背俞穴，可疏肝清肝。

按摩方法

点压太阳： 用两手中指点压太阳30秒，随后按揉2分钟。

揉捏风池： 用拇指指腹或食指、中指两指并拢，用力环行揉按风池，同时头部尽力向后仰，以局部出现酸胀感为宜。

点按大椎： 用拇指点按大椎30~50次，至局部发热为止。

按揉风门： 用两手拇指指腹沿顺时针方向按揉风门约2分钟，然后沿逆时针方向按揉约2分钟，以局部出现酸胀感为佳。

按揉肺俞： 用两手拇指指腹沿顺时针方向按揉肺俞约2分钟，然后沿逆时针方向按揉约2分钟，以局部出现酸胀感为佳。

按揉肝俞： 用两手拇指指腹沿顺时针方向按揉肝俞约2分钟，然后沿逆时针方向按揉约2分钟，以局部出现酸胀感为佳。

按摩提醒

患者应注意保持情绪稳定，避免过多不良的精神刺激。尽量少去人多拥挤的公共场所，有的患者长时间逛商店就会诱发偏头痛。遇到天气骤冷时也要注意保暖，在炎热的夏天避免将室温调得太低，或突然从炎热的室外进入温度较低的房间。

心悸

心悸是一种患者自觉心脏跳动不适或类似心慌的感觉。一般是当心率加快时感到心脏跳动不适，心率减慢时感到心脏搏动有力，发作时常伴有胸闷、憋气、头晕、全身发抖、手足出汗等症状。中医认为，该病是因气血亏虚，阴阳失调，心失所养，心脉不畅所致。按摩相关穴位可以起到缓解、安神的作用。

选穴定位

厥阴俞： 第4胸椎棘突下，后正中线旁开1.5寸。
心俞： 第5胸椎棘突下，后正中线旁开1.5寸。
膈俞： 第7胸椎棘突下，后正中线旁开1.5寸。
郄门： 腕掌侧远端横纹上5寸，掌长肌腱与桡侧腕屈肌腱之间。
内关： 腕掌侧远端横纹上2寸，掌长肌腱与桡侧腕屈肌腱之间。
神门： 腕掌侧横纹尺侧端，尺侧腕屈肌腱的桡侧凹陷中。

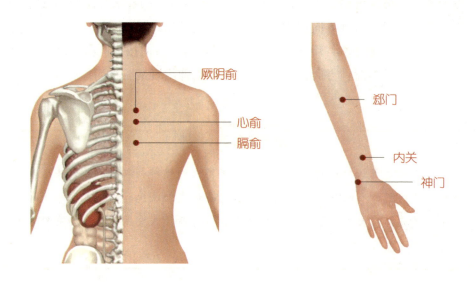

方义分析

厥阴俞： 心包之背俞穴，可调心气以定惊。
心俞： 心之背俞穴，可补心血、益心气。
膈俞： 足太阳膀胱经腧穴，八会穴之血会，可活血化瘀。
郄门： 手厥阴心包经腧穴，可宁心通络、安神定悸。
内关： 手厥阴心包经腧穴，可补养心血、通利血脉。
神门： 手少阴心经原穴，可宁心、安神、定悸。

按摩方法

按揉厥阴俞： 两手拇指沿顺时针方向按揉厥阴俞约2分钟，然后沿逆时针方向按揉约2分钟，以局部出现酸胀感为佳。

按揉心俞： 用两手拇指指腹沿顺时针方向按揉心俞约2分钟，然后沿逆时针方向按揉约2分钟，以局部出现酸胀感为佳。

按揉膈俞： 用两手拇指指腹沿顺时针方向按揉膈俞约2分钟，然后沿逆时针方向按揉约2分钟，以局部出现酸胀感为佳。

点按郄门： 用拇指点按郄门约1分钟，左右手交替进行，以局部出现酸胀感为佳。

点按内关： 用拇指点按内关约1分钟，左右手交替进行，以局部出现酸胀感为佳。

点揉神门： 用拇指点按神门约1分钟，左右手交替进行，以局部出现酸胀感为佳。

按摩提醒

按摩治疗时，手法要轻柔和缓，切忌手法过于粗暴，过重的手法刺激可导致心悸症状的加重。对功能性的心悸，推拿治疗后可很快缓解，预后良好；对器质性病变所致的心悸，在推拿治疗的同时应积极配合药物治疗，以免贻误病情。

宿醉

宿醉是因过量饮酒的直接后作用导致的醉酒后状态，会出现疲劳、头痛、口渴、眩晕、胃痛、恶心、呕吐、失眠、手颤和血压升高或降低的情况。而且宿醉不会在喝酒的当时就发生，而是在几个小时之后（此时血液中的酒精浓度已经降低）发生。当酒精浓度为零时，宿醉反应最强烈。按摩治疗宿醉通常根据具体的不适症状选取相应的穴位。在按摩的同时，及时通风换气、饮用解酒的饮品，对缓解宿醉也有非常好的效果。

选穴定位

百会： 前发际正中直上5寸，头顶正中心。
天柱： 横平第2颈椎棘突上际，斜方肌外缘凹陷中。
风池： 枕骨之下，胸锁乳突肌上端与斜方肌上端之间的凹陷中。
头窍阴： 耳后乳突的后上方，从天冲至完骨的弧形连线（其弧度与耳郭弧度相应）的上2/3与下1/3交点处。
翳风： 乳突下端前方凹陷中。
肝俞： 第9胸椎棘突下，后正中线旁开1.5寸。
期门： 乳头直下，第6肋间隙，前正中线旁开4寸。
筑宾： 太溪上5寸，比目鱼肌与跟腱之间。
三阴交： 内踝尖上3寸，胫骨内侧缘后际。

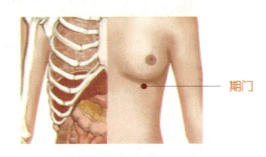

期门

第三章 内科疾病的按摩疗法

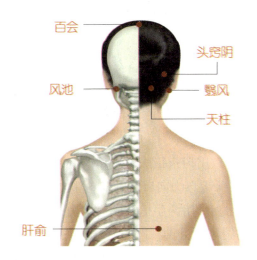

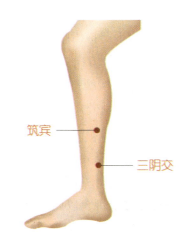

方义分析

百会： 督脉腧穴，督脉络于脑，故可清头目、止眩晕。

天柱： 足太阳膀胱经腧穴，可提神醒脑、去疲劳。

风池、头窍阴： 足少阳胆经腧穴，位于头部，可疏调头部气机、通关开窍。

翳风： 手少阳三焦经腧穴，可祛风通络、调理气血。

肝俞： 肝之背俞穴，可疏肝理气。

期门： 足厥阴肝经腧穴，可疏肝清热、降逆止痛。

筑宾： 足少阴肾经腧穴，又为阴维脉之郄穴，可镇静安神。

三阴交： 足太阴脾经之腧穴，又是足三阴经交会穴，可滋阴降火。

按摩方法

按揉百会： 用拇指按压百会约30秒，沿顺时针方向按揉约1分钟，然后沿逆时针方向按揉约1分钟，以局部出现酸胀感为佳。

按压天柱： 用拇指、食指同时着力，按压天柱约2分钟，以局部出现酸胀感为佳。

揉捏风池： 用拇指指腹或食指、中指两指并拢，用力环行揉按风池，同时头部尽力向后仰，以局部出现酸胀感为宜。

按揉头窍阴： 用两手拇指同时着力按压头窍阴半分钟，然后顺时针方向按揉约2分钟，以局部有酸胀感为佳。

按揉翳风： 用中指按在左右翳风上，顺时针方向按揉约2分钟，然后逆时针方向按揉约2分钟。

按揉肝俞： 用两手拇指指腹同时用力，沿顺时针方向按揉肝俞约2分钟，然后沿逆时针方向按揉约2分钟，以局部出现酸胀感为佳。

按揉期门： 用手指缓缓按摩期门，按摩3~5秒钟之后吐气，吐气时放手，吸气时再刺激穴道，如此反复，有酸麻的感觉才见效。

按揉筑宾： 用拇指沿顺时针方向按揉筑宾约2分钟，然后沿逆时针方向按揉约2分钟，以局部有酸胀感为佳。

按揉三阴交： 用拇指沿顺时针方向按揉三阴交约2分钟，然后沿逆时针方向按揉约2分钟，以局部出现酸胀感为佳。

按摩提醒

如出现腹胀、恶心、呕吐等，可通过揉捏第2脚趾的趾甲根部来消除，点按期门和胃俞也有良好的效果；如出现头部不适，比如头晕、头痛，可以按摩百会和天柱，以镇痛醒脑；按摩肝俞和三阴交，可以加速血液循环，令酒精及时排出体外，去除身体的倦怠感。

尿 频

正常成人日间平均排尿4~6次,夜间就寝后0~2次;婴儿昼夜排尿20~30次。如排尿次数明显增多,超过了正常范围,就是尿频。尿频是一种临床症状,即小便次数增多,但无疼痛,又称小便频数。尿频可由多种原因引起,中医认为主要是人体肾气固摄不力,膀胱约束无能,气化不宣所致。按摩相关穴位能够健脾补肾,固涩小便。

选穴定位

三焦俞: 第1腰椎棘突下,后正中线旁开1.5寸。
关元: 脐中下3寸,前正中线上。
中极: 脐中下4寸,前正中线上。
气冲: 脐中下5寸,前正中线旁开2寸。
涌泉: 屈足蜷趾时足心最凹陷中。

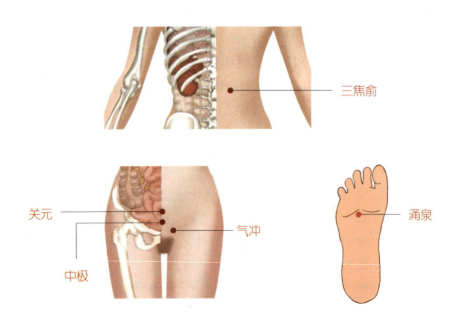

方义分析

三焦俞： 足太阳膀胱经腧穴，又是三焦之背俞穴，可通利三焦、温阳化湿。

关元、中极： 任脉腧穴，又与足三阴经相交，可调补肝、脾、肾之经气，中极又为膀胱之募穴，故可治疗尿频等病。

气冲： 足阳明胃经腧穴，又为足阳明、冲脉之交会穴，可润宗筋、理下元。

涌泉： 足少阴肾经之井穴，可滋阴降火、交通心肾。

按摩方法

按揉三焦俞： 用两手拇指指腹沿顺时针方向按揉三焦俞约2分钟，然后沿逆时针方向按揉约2分钟，以局部出现酸胀感为佳。

点按关元： 用拇指指腹轻轻点按关元约2分钟，以局部出现酸胀感为佳。

点按中极： 用拇指指腹轻轻点按中极约2分钟，以局部出现酸胀感为佳。

点按气冲： 用拇指指腹轻轻点按气冲约2分钟，以局部出现酸胀感为佳。

搓揉涌泉： 用拇指从足跟经涌泉搓向足尖约1分钟，然后按揉约1分钟，左右脚交替进行，以局部出现酸胀感为佳。

按摩提醒

按摩以上穴位有清湿热、利膀胱的作用，对膀胱病变所致的尿频、尿急、尿痛、小便不利、尿闭等有一定防治作用。

三叉神经痛

三叉神经痛是指在面部三叉神经分布区域内反复发作的阵发性、短暂性剧烈疼痛。临床表现为一侧面部或面颊、或上下唇、或下颌、或上下眼眶等处,突然发作闪电样、刀割样、烧灼样剧烈疼痛,持续数秒至数十秒,间歇期不痛。但反复发作,缠绵难愈。常因洗脸、刷牙、漱口、说话及情绪变化等诱发。发作时可伴有面红、流泪、流口水、流涕和面部肌肉抽搐等。本病属于中医学"头痛""头风"等范畴,其发生与外邪阻络(风邪为主,易夹寒、热)、风痰闭阻、火热上攻、阴虚阳亢、瘀血阻络等有关。按摩能够解痉止痛、通经活络,减轻患者的痛苦。

选穴定位

颈椎: 头以下、胸椎以上的部位。
下关: 颧弓下缘中央与下颌切迹之间凹陷中。
四白: 瞳孔直下,颧骨上方凹陷中。
风池: 枕骨之下,胸锁乳突肌上端与斜方肌上端之间的凹陷中。
翳风: 乳突下端前方凹陷中。

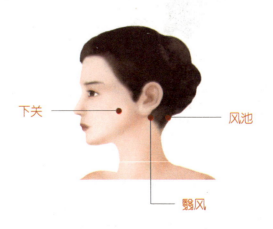

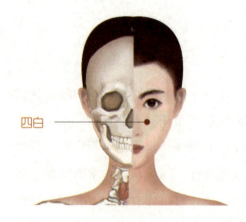
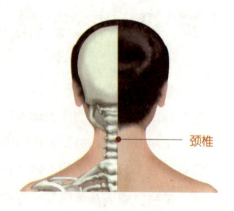

方义分析

颈椎：内含督脉，督脉为"阳脉之海"，故可疏散风邪、疏通经络。

下关、四白：足阳明胃经腧穴，可疏通面部经脉、调和气血。

风池：足少阳胆经腧穴，可疏散风邪。

翳风：手少阳三焦经腧穴，可祛风通络、调理气血。

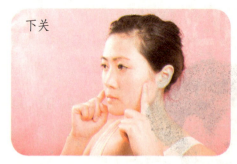

下关

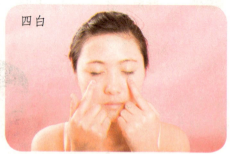

四白

第三章　内科疾病的按摩疗法

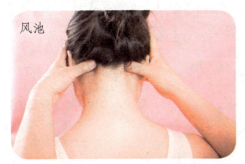
风池

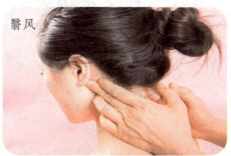
翳风

按摩方法

捏拿颈椎： 拇指与其余四指分别置于项部两侧夹脊，以五指或四指拿法作用于夹脊，并上下往返移动。

按揉下关： 用双手中指或食指指腹，放于同侧面部下关上，适当用力按揉0.5～1分钟，以出现酸胀感为佳。

按揉四白： 用两手拇指顺时针方向按揉四白约2分钟，然后逆时针方向按揉约2分钟，以局部有酸胀感为佳。

揉捏风池： 用拇指指腹或食指、中指两指并拢，用力环行揉按风池穴，同时头部尽力向后仰，以局部出现酸胀感为宜。

按揉翳风： 用中指按揉左右翳风穴3～5分钟，以局部出现酸胀感为宜。

按摩提醒

　　三叉神经痛患者的预防保健，不仅是在患病初期要注意，在恢复过程中和治愈后都需要。以两手四指并拢，紧贴前额正中，拇指分别紧贴于后，沿两眉毛适当用力向外推至鬓发处，反复推10～15次，具有活血通络、清脑镇痛的功效。

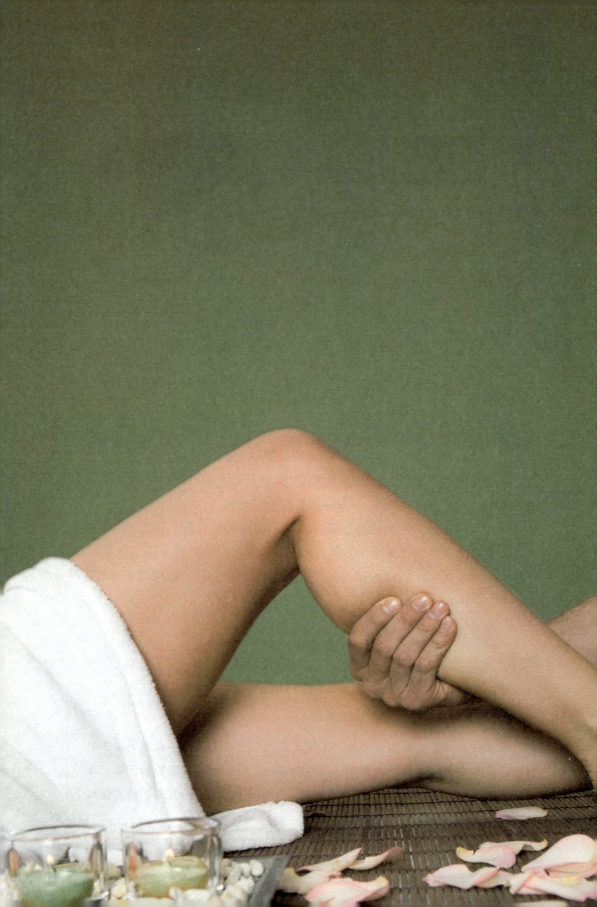

PART 4

外科疾病的按摩疗法

颈椎病

颈椎病又称颈椎综合征，是由于颈部长期劳损，颈椎及其周围软组织发生病理改变或骨质增生等，导致颈神经根、颈部脊髓、椎动脉及交感神经受到压迫或刺激而引起的一组复杂的症候群。一般出现颈僵，活动受限，一侧或两侧颈、肩、臂放射性疼痛，头痛头晕，肩、臂、指麻木，胸闷心悸等症状。本病多由外感风寒湿邪，致督脉受损，气血滞涩，或气血不足所致，另外各种慢性损伤也会造成颈椎及其周围不同程度损伤。按摩可缓解局部肌肉痉挛，改善局部血液循环，加强颈部肌肉的力量，增加颈椎的稳定性，适用于大多数的颈椎病患者。

选穴定位

风池： 枕骨之下，胸锁乳突肌上端与斜方肌上端之间的凹陷中。

天柱： 横平第2颈椎棘突上际，斜方肌外缘凹陷中。

颈夹脊： 颈部后正中线旁开0.5寸，一侧各有7个穴位，两侧共14个。

大椎： 第7颈椎棘突下凹陷中，后正中线上。

肩井： 第7颈椎棘突与肩峰最外侧点连线的中点。

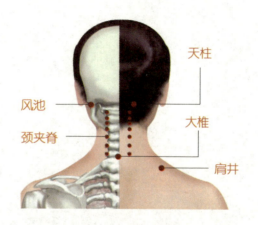

方义分析

风池、天柱： 属于局部取穴，可疏调太阳、少阳经气，通络止痛。

颈夹脊： 具有疏理局部气血而止痛的作用。

大椎： 督脉腧穴，可通阳活络、激发阳气。

肩井： 可疏通局部经络，行气血止疼痛。

按摩方法

揉捏风池： 用拇指指腹，用力环行按揉风池，同时头部尽量向后仰，以局部出现酸胀感为宜。

按揉天柱： 用拇指或中指指腹按揉天柱3分钟，以局部出现酸胀感为佳。

拿颈夹脊： 拇指与其余四指分别置于项部两侧夹脊，以五指或四指拿法作用于夹脊，并上下往返移动。

按揉大椎： 用大拇指按顺时针方向按揉大椎穴约2分钟，然后按逆时针方向按揉约2分钟，以局部出现酸胀感为佳。

按揉肩井： 用两手拇指按压肩井大约1分钟，然后按揉约2分钟，以局部出现酸胀感为宜。

按摩提醒

按摩手法刺激量的大小因人而异，如男性体强力大，耐受力较强，手法宜稍重；女性体质弱，耐受力较差，手法宜稍轻；老年人气血虚弱，肌肉无力，血管硬化，多骨质疏松，手法宜柔和、轻巧、准确，力到患部；年轻人血旺气足，手法宜沉稳、准确，力到患部深处。

肩关节周围炎

肩关节周围炎简称肩周炎,俗称"五十肩""漏肩风""冰冻肩"等,是中老年人常见疾病,属于中医"痹证"范畴。临床表现以肩部疼痛、肩关节活动障碍为主。中医认为,年老体弱,气血不足,筋失所养,风寒湿邪侵入机体,致肩部筋脉气血阻滞而成。按摩相关穴位,有通经活络、清热止痛的作用,可改善肩周炎引起的肩胛疼痛、手臂不举、上肢麻木等症状。

选穴定位

阿是穴: 肩部痛点。
肩髃: 肩峰外侧缘前端与肱骨大结节两骨间凹陷中。
肩髎: 肩峰角与肱骨大结节两骨间凹陷中。
肩贞: 肩关节后下方,腋后纹头直上1寸。

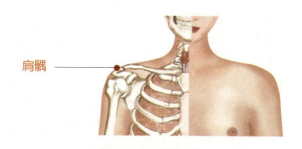

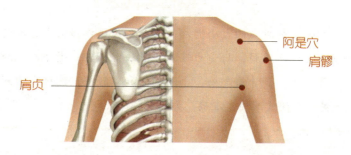

方义分析

阿是穴： 可直达病所，通络、散瘀、活血、止痛。

肩髃： 手阳明大肠经腧穴，阳明经多气多血，故可行气活血，其又位于肩部，故可改善肩关节功能。

肩髎、肩贞： 手少阳三焦、手太阳小肠经腧穴，位于肩部，可疏通肩部经脉，调和气血而止痛。

按摩方法

阿是穴： 用拇指按压阿是穴大约1分钟，然后按揉约2分钟，以局部有酸胀感为宜。

按揉肩髃： 用两手拇指指腹按顺时针方向按揉肩髃约2分钟，然后按逆时针方向按揉约2分钟，以局部有酸胀感为宜。

按揉肩髎： 用两手拇指指腹按顺时针方向按揉肩髎约2分钟，然后按逆时针方向按揉约2分钟，以局部有酸胀感为宜。

按揉肩贞： 用拇指按压肩贞穴大约1分钟，然后按揉约2分钟，以局部有酸胀感为宜。

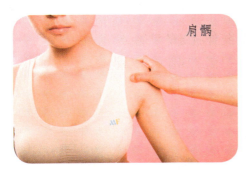
肩髃

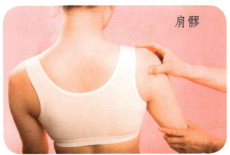
肩髎

按摩提醒

治疗期间，应避免提重物，注意局部保暖。可配合局部热敷，每天1次，每次10分钟。水温不要过高，以免烫伤。

手臂疼痛

手、腕、肘、臂疼痛，有可能是软组织损伤或劳损所致，表现为疼痛、功能障碍、肌肉痉挛、畸形等。软组织损伤后可能出现的并发症有：血管舒缩功能紊乱引起的持久性局部发热和肿胀，营养性紊乱引起的肌萎缩，韧带松弛引起的关节不稳定、损伤性关节炎、关节周围骨化、关节内游离体等。按摩能调整机体气血阴阳，疏通气血、活血化瘀、消肿止痛。

选穴定位

曲池： 在尺泽与肱骨外上髁连线中点凹陷中。
尺泽： 肘横纹上，肱二头肌腱桡侧缘凹陷中。
手三里： 前臂背面桡侧，肘横纹下2寸，阳溪与曲池连线上。
孔最： 腕掌侧远端横纹上7寸，尺泽与太渊连线上。
列缺： 腕掌侧远端横纹上1.5寸，拇短伸肌腱与拇长展肌腱之间，拇长展肌腱沟的凹陷中。
合谷： 第2掌骨桡侧的中点处。
阳池： 腕背侧远端横纹上，指伸肌腱的尺侧缘凹陷中。
神门： 腕掌侧横纹尺侧端，尺侧腕屈肌腱的桡侧凹陷中。

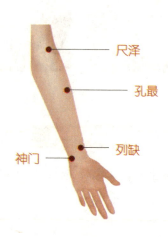

第四章 外科疾病的按摩疗法

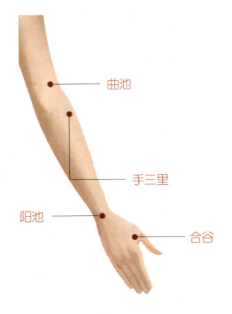

方义分析

曲池、手三里、合谷： 手阳明大肠经腧穴，曲池又为合穴，合谷又为原穴，三穴合用可清热消肿止痛。

尺泽、孔最、列缺： 手太阴肺经腧穴，尺泽又为肺经合穴，孔最又为肺经郄穴，列缺又为肺经络穴，三穴合用可疏风通络、消肿止痛。

阳池： 手少阳三焦经原穴，可清热通络。

神门： 手少阴心经原穴，可补益心气。

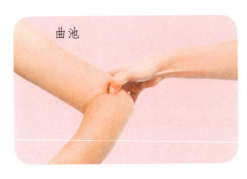

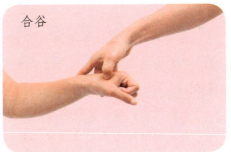

按摩方法

点按曲池： 用拇指指腹点按曲池30~50次，以局部有酸胀感为宜。

点按尺泽： 用拇指指腹点按尺泽30~50次，以局部有酸胀感为宜。

按揉手三里： 用中指指腹轻轻按揉手三里30~50次。

按揉孔最： 用拇指指腹向下按压孔最20次，再顺时针方向按揉约2分钟，以局部感到酸胀为佳。

揉掐列缺： 用拇指轻揉列缺30秒，然后用拇指和食指掐按1分钟，以局部出现酸胀感为佳。

按压合谷： 用大拇指垂直往下按压合谷80~100次，以出现酸胀感为佳。

按压阳池： 用拇指或中指指端按压阳池30~50次。

按压神门： 用中指指腹按压神门30~50次。

按摩提醒

手、腕、肘、臂疼痛，有可能是以下原因引起的：

化脓性骨髓炎：伴有指关节、腕、肘疼痛并有红肿、发热。该病在儿童中较多见。急性期患者有发热、寒战症状，初起24小时有病部位即有疼痛，并逐步加剧，局部红肿。预防该病主要是防止发生皮肤疮疖，并力求早期使用抗生素治疗。

风湿性心脏病：手臂疼痛并伴有高烧，有全身不适感。女性较男性多见，早期无明显症状，患者活动后可出现心慌、咯血、咳嗽，以及夜间呼吸困难。

颈椎硬化：除手臂疼痛外，颈部有僵硬感。夜间疼痛会加重。

类风湿性关节炎：常常是多关节病变，呈游走性，好发于手、足等关节处。急性发作时，关节明显疼痛肿胀而不能活动。

腰肌劳损

腰肌劳损又称腰肌筋膜炎、功能性腰痛，主要是指腰骶部肌肉、筋膜、韧带等软组织的慢性损伤引起的慢性疼痛。临床表现为长期、反复发作的腰背疼痛，时轻时重；劳累负重后加剧，卧床休息后减轻；阴雨天加重，晴天减轻；腰腿活动无明显障碍，但部分患者伴有脊柱侧弯、腰肌痉挛、下肢牵扯痛等症状。中医认为，肾虚则外府不荣；或外受六淫之邪，动筋伤络，邪气阻滞，腰失荣养；或工作中姿势不当及工作过度劳累，令气血受损，运行受阻，致腰部疼痛。按摩相关穴位可舒筋活血、温经通络、解痉止痛，对慢性腰肌劳损有很好的防治效果。

选穴定位

肾俞： 第2腰椎棘突下，后正中线旁开1.5寸。

命门： 第2腰椎棘突下凹陷中，后正中线上。

志室： 第2腰椎棘突下，后正中线旁开3寸。

腰眼： 第4腰椎棘突下，后正中线旁开约3.5寸凹陷中。

八髎： 包括上髎、次髎、中髎和下髎，左右共八个穴位，分别在第1、2、3、4骶后孔中，合称"八髎"。

夹脊： 第1胸椎至第5腰椎棘突下两侧，后正中线旁开0.5寸，一侧17穴，左右共34穴。

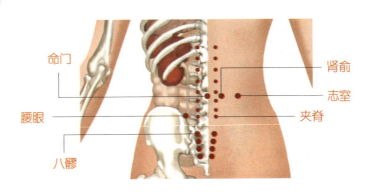

方义分析

肾俞、志室、八髎： 足太阳膀胱经腧穴，可疏泄足太阳之经气，通经络止疼痛。

命门： 督脉腧穴，穴在两肾俞之间，当肾间动气处，为元气之根本，生命之门户，故可培元固本、强健腰膝。

腰眼： 经外奇穴，可以疏通带脉和强壮腰脊，是治疗腰肌劳损的经验效穴。

夹脊： 可活血通络。

按摩方法

按揉肾俞： 用两手拇指按压肾俞1分钟，然后沿顺时针方向按揉约1分钟，再沿逆时针方向按揉约1分钟，以局部出现酸胀感为佳。

按揉命门： 用拇指沿顺时针方向按揉命门约2分钟，然后沿逆时针方向按揉约2分钟，以局部出现酸胀感为佳。

按揉志室： 用两手拇指按压志室1分钟，然后沿顺时针方向按揉约1分钟，再沿逆时针方向按揉约1分钟，以局部出现酸胀感为佳。

按揉腰眼： 用两手拇指按压腰眼1分钟，然后沿顺时针方向按揉约1分钟，再沿逆时针方向按揉约1分钟，以局部出现酸胀感为佳。

推擦八髎： 手掌伸直，用掌面着力，紧贴骶部八髎两侧皮肤，自上向下，连续不断地直线往返，摩擦5~10分钟。

按揉夹脊： 大拇指伸开，用大拇指指端沿脊柱两侧的夹脊穴，从上到下点揉，次数根据病痛者感觉来定。

按摩提醒

按摩治疗本病能明显改善症状，特别是在早期见效更明显。还可配合其他治疗，如拔罐、热敷、熏洗等。

急性腰扭伤

急性腰扭伤亦称"闪腰",是较为常见的一种外伤,好发于下腰部,以青壮年为多见。患者伤后腰部活动受限,不能挺直,俯、仰、扭转感到困难,咳嗽、喷嚏、大小便时疼痛加剧。腰肌扭伤后,一侧或两侧当即发生疼痛;有时受伤后半天或隔夜才出现疼痛,腰部活动不利,静止时疼痛稍轻,活动或咳嗽时疼痛较甚。检查时有明显的局部肌肉紧张、压痛及牵引痛,但无瘀血现象。按摩的目的在于行气活血、舒筋通络、解痉止痛。

选穴定位

肾俞：第2腰椎棘突下,后正中线旁开1.5寸。

命门：第2腰椎棘突下凹陷中,后正中线上。

腰眼：第4腰椎棘突下,后正中线旁开约3.5寸凹陷中。

八髎：包括上髎、次髎、中髎和下髎,左右共八个穴位,分别在第1、2、3、4骶后孔中,合称"八髎"。

委中：膝后区,腘横纹中点。

承山：小腿后面正中,腓肠肌两肌腹与肌腱交角处。

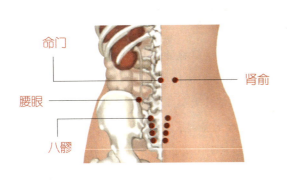

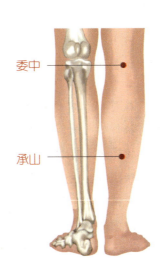

方义分析

肾俞、八髎、委中、承山： 足太阳膀胱经腧穴，可通经络、止疼痛。

命门： 督脉腧穴，穴在两肾俞之间，当肾间动气处，为元气之根本，生命之门户，故可培元固本、强健腰膝。

腰眼： 经外奇穴，可以疏通带脉和强壮腰脊，是治疗腰肌劳损的经验效穴。

按摩方法

按揉肾俞： 用两手拇指按压肾俞1分钟，然后沿顺时针方向按揉约1分钟，再沿逆时针方向按揉约1分钟，以局部出现酸胀感为佳。

按揉命门： 用拇指沿顺时针方向按揉命门约2分钟，然后沿逆时针方向按揉约2分钟，以局部出现酸胀感为佳。

按揉腰眼： 用两手拇指按压腰眼1分钟，然后沿顺时针方向按揉约1分钟，再沿逆时针方向按揉约1分钟，以局部出现酸胀感为佳。

推擦八髎： 手掌伸直，用掌面着力，紧贴骶部八髎两侧皮肤，自上向下，连续不断地直线往返，摩擦5～10分钟。

按揉委中： 用拇指按揉委中3～5分钟，力度适中，手法连贯，以有胀痛感为宜。

点按承山： 用两手拇指端点按两侧承山，力度以稍感酸痛为宜，一压一松为1次，连做10～20次。

按摩提醒

按摩以上穴位有行气活血、舒筋通络、解痉止痛的作用，对急性腰扭伤有较好的疗效。还可配合按压腰骶部治疗：被按摩者取俯卧位，双下肢伸直，按摩者立其右侧，用左手前臂将其双下肢大腿下1/3处环抱住，右手掌按置其腰骶部，左手前臂用力将双下肢向后上抬起，向后过伸位，右手掌根用力按压腰骶部，两手交替用力，一起一落重复10次，最后将双下肢左、右摇摆15度，重复3次。

腰椎间盘突出

腰椎间盘突出症是骨伤科的常见病,也是中老年人的多发病,属于中医"腰腿痛""痹证"范畴,中医认为是气滞血瘀、经脉不通,"不通则痛"。本病的发生既与外伤导致气血瘀滞经络相关,又与肝肾亏虚致腰府功能失调,风、寒、湿、热之邪乘虚而入有着密切联系。按摩能疏通气血、活血化瘀、消肿止痛。

选穴定位

命门： 第2腰椎棘突下凹陷中,后正中线上。

肾俞： 第2腰椎棘突下,旁开1.5寸。

腰俞： 正对骶管裂孔,后正中线上。

环跳： 股骨大转子最凸点与骶管裂孔连线上的外1/3与内2/3交点处。

承扶： 臀下横纹的中点。

风市： 髌底上7寸,髂胫束后缘。

委中： 膝后区,腘横纹中点。

承山： 小腿后面正中,腓肠肌两肌腹与肌腱交角处。

阳陵泉： 腓骨头前下方凹陷中。

悬钟： 外踝尖上3寸,腓骨前缘。

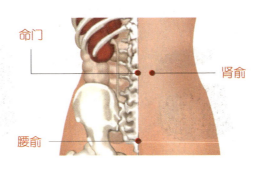

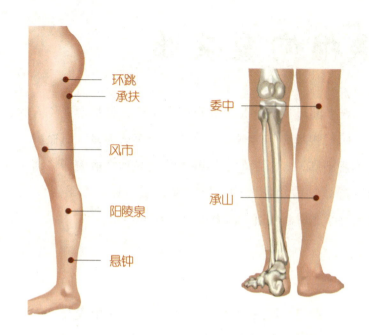

方义分析

命门、腰俞： 督脉腧穴，可散寒除湿、行气止痛。

肾俞、承扶、委中、承山： 足太阳膀胱经腧穴，能通调任督二脉与肾、膀胱二经，行气活血，疏通经络。

环跳、风市、阳陵泉： 足少阳胆经腧穴，可宣通经络、调理气血、祛风除湿、舒筋利节。

悬钟： 足少阳胆经大络，可养血、荣筋、壮骨、健步。

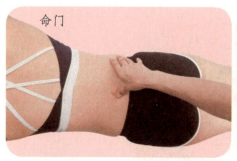

命门

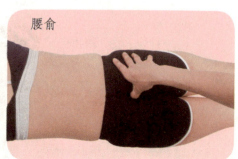

腰俞

按摩方法

按揉命门： 用拇指沿顺时针方向按揉命门约2分钟，然后沿逆时针方向按揉约2分钟，以局部出现酸胀感为佳。

按揉肾俞： 用两手拇指按压肾俞1分钟，然后沿顺时针方向按揉约1分钟，再沿逆时针方向按揉约1分钟，以局部出现酸胀感为佳。

按揉腰俞： 用拇指沿顺时针方向按揉腰俞约2分钟，然后沿逆时针方向按揉约2分钟，以局部出现酸胀感为佳。

按揉环跳： 用拇指按于环跳上，用力按揉20～30次，以局部有胀痛感为宜。

点按承扶： 用拇指指腹点按承扶30～50次，以局部有酸胀感为佳。

点按风市： 用中指指腹垂直下压两侧风市1分钟，以有酸、胀、麻感为宜。

按揉委中： 用拇指按揉委中3～5分钟，力度适中，手法连贯，以有胀痛感为宜。

点按承山： 用两手拇指端点按两侧承山，力度以稍感酸痛为宜，一压一松为1次，连做10～20次。

按压阳陵泉： 用拇指指腹按压阳陵泉2～3分钟，力度适中，以局部有酸胀感为佳。

点按悬钟： 用拇指指腹点按患侧悬钟1分钟，以有酸胀感为宜。

按摩提醒

按摩以上穴位，有利腰腿、通经络的作用，可改善腰腿痛、腰椎间盘突出等症状。如果配合擦腰、揉臀、推腰部等局部按摩效果更佳。

腕关节扭伤

腕部损伤大多由直接或间接暴力引起，亦有因腕关节长期反复操劳或超负荷过度劳累而引起，受直接或间接暴力撞击者必须排除腕骨骨折或尺骨、桡骨下端骨折。临床上，腕关节的急性扭伤可见腕部肿胀疼痛，功能活动障碍，动辄加剧，局部压痛，慢性劳损者肿胀疼痛不明显，仅有乏力或不灵活的感觉。按摩能松解粘连，解除痉挛，促进血肿消散，减轻疼痛，可用来治疗腕关节的软组织损伤与劳损。

选穴定位

阳溪： 腕背侧远端横纹桡侧，桡骨茎突远端，解剖学"鼻烟窝"凹陷中。

阳谷： 尺骨茎突与三角骨之间的凹陷中。

阳池： 腕背侧远端横纹上，指伸肌腱的尺侧缘凹陷中。

腕骨： 第5掌骨底与三角肌之间的赤白肉际凹陷中。

外关： 腕背侧远端横纹上2寸，尺骨与桡骨间隙中点。

合谷： 第2掌骨桡侧的中点处。

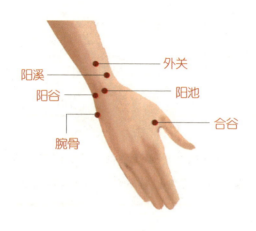

方义分析

阳溪、合谷： 手阳明大肠经腧穴，二穴可舒筋活络、止痛。

阳谷、腕骨： 手太阳小肠经腧穴，腕骨又是小肠经原穴，二穴可通经活络、止痛。

阳池、外关： 手少阳三焦经腧穴，阳池又是三焦经之原穴，二穴可疏通经络、通利关节。

按摩方法

掐按阳溪： 将拇指指腹放在对侧阳溪上，适当用力掐0.5~1分钟。

点揉阳谷： 用拇指点按阳谷30秒，先沿顺时针方向按揉约1分钟，然后沿逆时针方向按揉约1分钟，以局部出现酸胀感为佳。

点揉阳池： 用拇指点按阳池30秒，先沿顺时针方向按揉约1分钟，然后沿逆时针方向按揉约1分钟，以局部出现酸胀感为佳。

点按腕骨： 用拇指点按腕骨约1分钟，以局部出现酸胀感为佳，左右手交替进行。

点按外关： 用拇指点按外关30秒，先沿顺时针方向按揉约1分钟，然后沿逆时针方向按揉约1分钟，以局部出现酸胀感为佳。

点按合谷： 大拇指垂直往下点按，做一紧一按、一揉一松的按压，频率约为每分钟30次左右，以出现酸胀感为佳。

按摩提醒

急性损伤后局部肿胀明显，皮下出血严重者，应及时给予冷敷或加压包扎为宜。

风湿痛

风湿痛主要指侵犯关节、肌肉、骨骼及关节周围的软组织的风湿性疾病所引起的局部性或全身性疼痛。其属麻痹症一类，中医认为是风和湿两种病邪结合所致的病症。症见头痛、发热、微汗、恶风、身重、小便不利、骨节酸痛、不能屈伸等。可先用推、理、揉手法，轻轻按摩，使患部肌肉松弛，气血畅行；继用点、按、捏、拿手法，达到舒筋活络、止痛的目的。

选穴定位

大椎： 第7颈椎棘突下凹陷中，后正中线上。
膈俞： 第7胸椎棘突下，后正中线旁开1.5寸。
曲池： 在尺泽与肱骨外上髁连线中点凹陷中。
血海： 髌底内侧端上2寸，股内侧肌隆起处。
足三里： 犊鼻下3寸，犊鼻与解溪连线上。
阳陵泉： 小腿外侧，腓骨头前下方凹陷中。

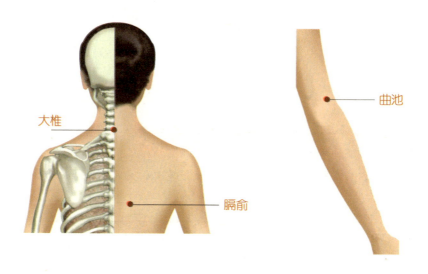

第四章 外科疾病的按摩疗法

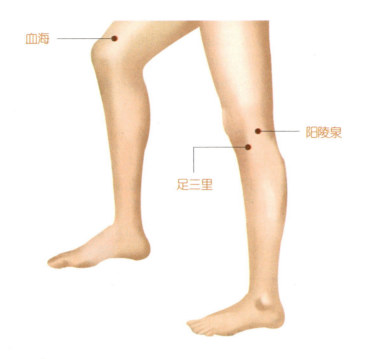

方义分析

大椎： 三阳、督脉之会，可清阳明之里，启太阳之开，和解少阳以祛邪外出而主治全身热病及外感之邪。

膈俞： 足太阳膀胱经腧穴，可活血化瘀，有助患部气血的流通。

曲池： 手阳明大肠经之合穴，可疏风、清热、行气、活血。

血海： 足太阴脾经要穴，可通经活血。

足三里： 足阳明胃经腧穴，能调理气血，通经止痛。

阳陵泉： 足少阳胆经上合穴，八会穴之筋会，可活血通络、疏调经脉。

按摩方法

按揉大椎： 用大拇指沿顺时针方向按揉大椎约2分钟，然后沿逆时针方向按揉约2分钟，以局部出现酸胀感为佳。

按揉膈俞： 用两手拇指指腹同时用力，沿顺时针方向按揉膈俞约2分钟，然后沿逆时针方向按揉约2分钟，以局部出现酸胀感为佳。

按揉曲池： 用拇指沿顺时针方向按揉曲池约2分钟，然后沿逆时针方向按揉约2分钟，左右手交替进行，以局部出现酸胀感为佳。

按揉血海： 用两手拇指沿顺时针方向按揉血海约1分钟，然后沿逆时针方向按揉约1分钟，以局部出现酸胀感为佳。

按揉足三里： 用拇指沿顺时针方向按揉足三里约2分钟，然后沿逆时针方向按揉约2分钟，以局部出现酸胀感为佳。

按揉阳陵泉： 用拇指沿顺时针方向按揉阳陵泉约2分钟，然后沿逆时针方向按揉约2分钟，以局部出现酸胀感为佳。

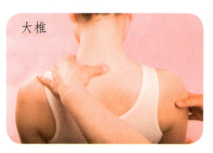
大椎

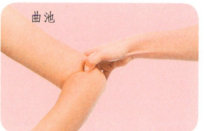
曲池

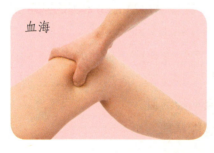
血海

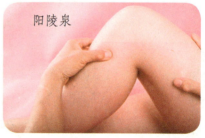
阳陵泉

按摩提醒

肩关节痛可加肩髃、肩髎、肩贞，肘关节痛可加手三里、天井，腕关节痛可加外关、阳池，背部痛可加肾俞、腰阳关，髋关节痛可加环跳，膝关节痛可加犊鼻、鹤顶，踝关节痛可加丘墟、申脉。

膝关节炎

膝关节炎也称为膝骨性关节炎或退行性关节炎，是一种常见病，多见于40岁以上的中老年人群，女性患病率高于男性。本病属中医"痹症""骨痹""膝痹"范畴，多因肝肾气血衰少，而肝主筋、肾主骨，与筋骨的关系非常密切，肝血不能养筋、肾精不能充骨，加以正气虚弱，不能抵抗风、寒、湿等外邪，风、寒、湿三气夹杂乘虚而入，导致发病。按摩相关穴位，可行气活血、通经止痛，辅助治疗本病。

选穴定位

膝眼： 髌韧带两侧之凹陷中，左右计4穴。

委中： 膝后区，腘横纹中点。

足三里： 犊鼻下3寸，犊鼻与解溪连线上。

阳陵泉： 腓骨头前下方凹陷中。

梁丘： 髌底上2寸，股外侧肌与股直肌肌腱之间。

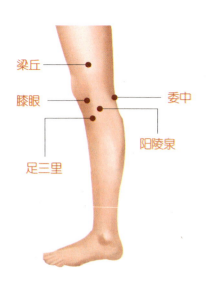

方义分析

膝眼： 可改善膝关节气血运行，濡养关节。

委中： 足太阳膀胱经合穴，可祛风通络。

梁丘、足三里： 足阳明胃经腧穴，二穴可宣通气血，祛除风湿。

阳陵泉： 足少阳胆经合穴，可通经活络、舒筋利节。

按摩方法

按压膝眼： 用两手拇指、食指按压膝眼2～3分钟，力度以稍感酸胀为宜。

拿按委中： 以食指、中指的指端着力，稍用力拿按委中1～3分钟，以局部有胀痛感为宜。

按压梁丘： 用拇指指端按压梁丘1分钟，以皮肤发红、透热为宜。

点压足三里： 用拇指指端点压按揉足三里，约1～3分钟。

点按阳陵泉： 用拇指指腹按顺时针方向按揉阳陵泉约2分钟，然后按逆时针方向按揉约2分钟。

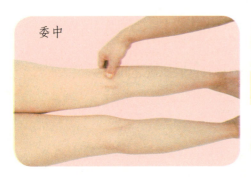
委中

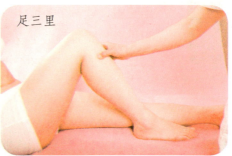
足三里

按摩提醒

按摩治疗膝关节炎效果较好，可配合点揉压痛点。用手指按压，找到膝关节周围的压痛点，用拇指、食指腹在压痛点处进行点揉，压痛点多位于膝关节内外骨上下及膝后腘窝处。膝后腘窝处可用食指、中指点揉。点揉每个痛点时，先由轻至重点揉20次，再由重至轻点揉20次。此手法可以促进痛点炎症吸收，松解粘连，特别适用于各种慢性膝关节疾病。

踝关节扭伤

在外力作用下,踝关节骤然向一侧活动而超过其正常活动度时,引起关节周围软组织如关节囊、韧带、肌腱等发生撕裂伤,称为踝关节扭伤。轻者仅有部分韧带纤维撕裂,重者可使韧带完全断裂或韧带及关节囊附着处的骨质撕脱,甚至发生关节脱位。中医认为,本病的发生是由于外伤等因素使踝部的经脉受损,气血运行不畅,经络不通,气滞血瘀而致。按摩相关穴位,有活血化瘀、消肿止痛的作用,可辅助治疗踝关节扭伤。

选穴定位

风市： 大腿外侧中线上,当臀下横纹与腘横纹之间中点处。

足三里： 犊鼻下3寸,犊鼻与解溪连线上。

悬钟： 外踝尖上3寸,腓骨前缘。

太溪： 内踝尖与跟腱之间的凹陷处。

昆仑： 外踝尖与跟腱之间的凹陷处。

丘墟： 趾长伸肌腱的外侧凹陷处。

解溪： 踝关节前面中央凹陷中,拇长伸肌腱与趾长伸肌腱之间。

太冲： 第1、2跖骨间,跖骨底结合部前方凹陷中。

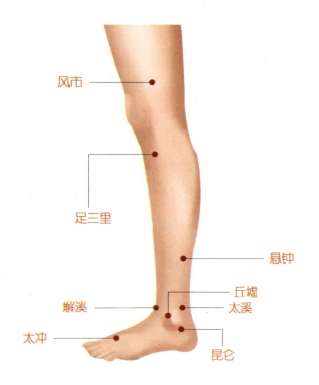

方义分析

风市、丘墟： 足少阳胆经腧穴，丘墟又是胆经原穴，二穴可疏通少阳经脉、消肿止痛、通经活络。

足三里、解溪： 足阳明胃经腧穴，可镇静止痛、舒筋活络。

太溪： 足少阴肾经腧穴，又是肾经原穴，可滋阴益肾、壮阳强腰。

昆仑： 足太阳膀胱经腧穴，可舒筋活血、止痛。

悬钟： 足少阳胆经大络，可养血、荣筋、壮骨、健步。

太冲： 足厥阴肝经原穴，可清热利湿、通络止痛。

第四章 外科疾病的按摩疗法

按摩方法

点按风市： 用中指指腹垂直下压患侧风市30～50次，以有酸、胀、麻感为宜。

点按足三里： 用拇指指腹点按患侧足三里30～50次，以有酸、胀、麻感为宜。

点按太溪： 用拇指指腹点按患侧太溪30～50次，以有酸、胀、麻感为宜。

点按昆仑： 用拇指指腹点按患侧昆仑30～50次，以有酸胀感为宜。

点按丘墟： 用拇指指腹点按患侧丘墟30～50次，以有酸胀感为宜。

点按悬钟： 用拇指指腹点按患侧悬钟30～50次，以有酸胀感为宜。

点按解溪： 用拇指指腹点按患侧解溪30～50次，以有酸胀感为宜。

点按太冲： 用拇指指腹点按患侧太冲30～50次，以有酸胀感为宜。

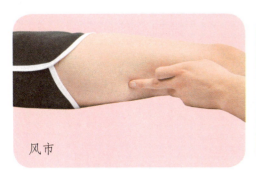

风市

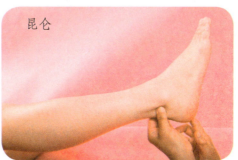

昆仑

按摩提醒

在踝关节扭伤的急性期，按摩手法要轻柔和缓，以免加重损伤性出血，同时不要热敷。在恢复期，手法可以适当加重，同时可以配合局部热敷，或活血通络中药外洗，常能收到比较满意的疗效。

足跟痛

足跟痛又称脚跟痛,足跟一侧或两侧疼痛,不红不肿,但行走不便。中医认为,足跟痛多属肝肾阴虚、痰湿、血热等因所致。肝主筋、肾主骨,肝肾亏虚,筋骨失养,复感风寒湿邪或慢性劳损便导致经络瘀滞,气血运行受阻,使筋骨肌肉失养而发病。按摩相关穴位,可舒筋活血、滋养筋骨,消除足部的疼痛和酸痛。

选穴定位

三阴交: 内踝尖上3寸,胫骨内侧缘后际。
昆仑: 外踝尖与跟腱之间的凹陷中。
太溪: 内踝尖与跟腱之间的凹陷中。
丘墟: 趾长伸肌腱的外侧凹陷处。
涌泉: 屈足蜷趾时足心最凹陷中。

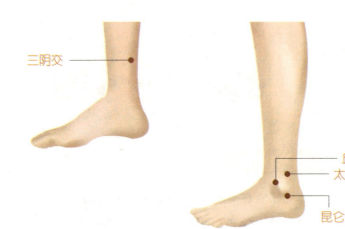
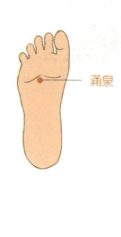

方义分析

三阴交： 足太阴脾经腧穴，可调肝脾肾之经气，有滋阴、健脾、助阳之功。

昆仑： 足太阳膀胱经腧穴，可舒筋活络、止痛。

丘墟： 足少阳胆经原穴，可疏肝利胆、消肿止痛。

太溪、涌泉： 足少阴肾经腧穴，有助于调整体内肾气运行的通路。

按摩方法

按揉三阴交： 用拇指指腹按揉三阴交3~5分钟，以局部出现酸胀感为佳。

按压昆仑： 用中指指端强力按压昆仑30~50次，以感到酸胀为宜。

点按太溪： 用拇指指腹点按患侧太溪30~50次，以感到酸胀为宜。

点按丘墟： 用拇指指腹点按患侧丘墟30~50次，以有酸胀感为宜。

按压涌泉： 用拇指指腹按压涌泉100次，以感到酸胀为宜。

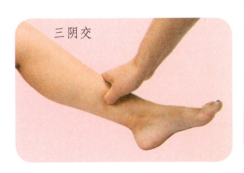
三阴交

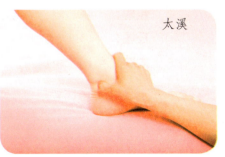
太溪

按摩提醒

按摩以上穴位，有舒筋活络、强筋健骨的作用，长期坚持可缓解足跟痛。

慢性胆囊炎

慢性胆囊炎是常见的胆囊慢性炎症病变，多与胆结石并存，但非结石的慢性胆囊炎也不少见，本病是急性胆囊炎的后遗症。患者常感右上腹隐痛，或针刺样疼痛或胀痛，尤以晚餐后明显，或放射到右肩部，伴胸闷嗳气，厌油腻，恶心，呕吐，口苦，咽干，易烦，有时伴低热。按摩相关穴位，可疏通经络、消炎止痛，辅助治疗该病。

选穴定位

肝俞： 第9胸椎棘突下，后正中线旁开1.5寸。

胆俞： 第10胸椎棘突下，后正中线旁开1.5寸。

中脘： 脐中上4寸，前正中线上。

期门： 乳头直下，第6肋间隙，前正中线旁开4寸。

章门： 第11肋游离端的下际。

日月： 第7肋间隙，前正中线旁开4寸。

足三里： 犊鼻下3寸，犊鼻与解溪连线上。

阳陵泉： 小腿外侧，腓骨头前下方凹陷中。

胆囊： 小腿外侧，腓骨小头直下2寸。

丘墟： 外踝的前下方，趾长伸肌腱的外侧凹陷中。

太冲： 第1、2跖骨间，跖骨底结合部前方凹陷中。

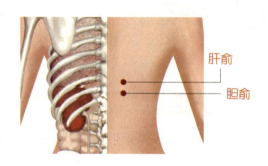

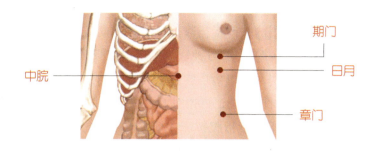

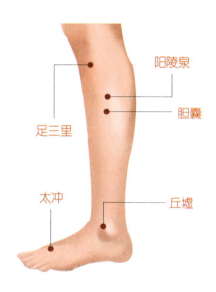

肝俞、胆俞：足太阳膀胱经腧穴，又分别为肝、胆之背俞穴，二穴可疏调肝、胆之经气，活血止痛。

中脘：任脉腧穴，又是腑之会穴，可通调肝脾、行气止痛。

期门、章门、太冲：足厥阴肝经腧穴，期门可疏肝清热、降逆止痛；章门又为脾之募穴，可清利湿热；太冲又是原穴，可清热利湿、通络止痛。

日月、阳陵泉、丘墟：足少阳胆经腧穴，日月又是胆之募穴，阳陵泉又是胆经下合穴，丘墟又是原穴，三穴可调治胆腑疾患，有疏肝利胆、消肿止痛之功。

足三里：足阳明胃经之合穴，可通腑气、和胃止痛。

胆囊：胆囊炎的效验穴，可疏肝利胆。

方义分析

按摩方法

按揉肝俞： 用两手拇指指腹按顺时针方向按揉肝俞约2分钟，然后按逆时针方向按揉约2分钟，以局部出现酸胀感为佳。

按揉胆俞： 用两手拇指指腹按顺时针方向按揉胆俞约2分钟，然后按逆时针方向按揉约2分钟，以局部出现酸胀感为佳。

按揉中脘： 用拇指指腹按压中脘约30秒，然后沿顺时针方向按揉约2分钟，以局部出现酸胀感为佳。

按揉期门： 用手指缓缓按摩期门，按摩3~5秒钟之后吐气，吐气时放手，吸气时再刺激穴道，如此反复，有酸麻的感觉才见效。可将中间三个指头并起来，以加大按摩面积。

按揉章门： 用拇指指腹沿顺时针方向按揉章门约2分钟，然后沿逆时针方向按揉约2分钟，以局部出现酸胀感为佳。

点按日月： 用拇指指腹点按日月30~50次，以局部出现酸胀感为佳。

点按足三里： 用拇指指腹点按足三里30~50次，以局部出现酸胀感为佳。

点按阳陵泉： 用拇指指腹点按阳陵泉30~50次，以局部出现酸胀感为佳。

点按胆囊： 用拇指指腹点按胆囊30~50次，以局部出现酸胀感为佳。

点按丘墟： 用拇指指腹点按丘墟30~50次，以局部出现酸胀感为佳。

点按太冲： 用拇指指腹点按太冲30~50次，以局部出现酸胀感为佳。

按摩提醒

按摩治疗胆囊炎，需根据疾病的缓急、病程的长短决定治疗时间，每次按摩时可变换着交替取穴，不必全取。

第四章 外科疾病的按摩疗法

痔疮

痔疮是指直肠下端黏膜和肛管远侧端皮下的静脉曲张团块呈半球状隆起的肉球。如发生在肛门内的叫内痔，在肛门外的叫外痔，内外均有的为混合痔。外痔在肛门边常有增生的皮瓣，发炎时疼痛；内痔便后可见出血，颜色鲜红，附在粪便外部；痔核可出现肿胀、疼痛、瘙痒、流水、出血等，大便时会脱出肛门。中医认为，由于饮食不节，燥热内生，下迫大肠，以及久坐、负重、远行等，致血行不利，而血液瘀积，热与血相搏，则气血纵横，筋脉交错，结滞不散而形成痔疮，穴位按摩即可使其缓解。

选穴定位

百会：前发际正中直上5寸，头顶正中心。
腰俞：正对骶管裂孔，后正中线上。
长强：尾骨下方，尾骨端与肛门连线的中点处。
关元：脐中下3寸，前正中线上。
中极：脐中下4寸，前正中线上。
手三里：肘横纹下2寸，阳溪与曲池连线上。
下廉：肘横纹下4寸，阳溪与曲池连线上。
血海：髌底内侧端上2寸，股内侧肌隆起处。
三阴交：内踝尖上3寸，胫骨内侧缘后际。

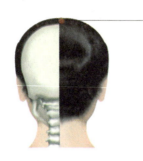
百会

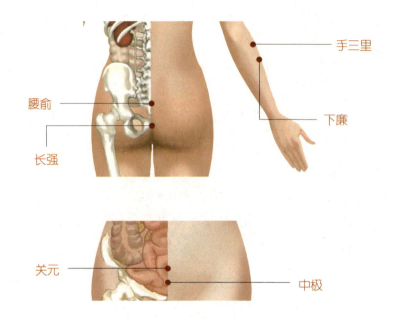

手三里
下廉
腰俞
长强

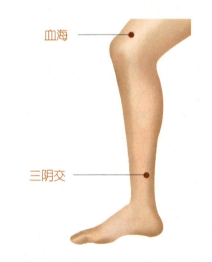

关元
中极

血海

三阴交

方义分析

百会：督脉腧穴，可督统人之阳气而治肠风下血。

腰俞、长强、关元、中极：可清湿热、培元气，有助治疗痔疮。

手三里、下廉：手阳明大肠经腧穴，二穴可清热散风、和胃利肠。

血海、三阴交：两穴相配可调和气血、宣通下焦，有助于治疗痔疮。

第四章 外科疾病的按摩疗法

按摩方法

按压百会： 用拇指按压百会约30秒，随后按揉2分钟，有酸痛感为宜。

按压腰俞： 用中指指端按压腰俞30～50次，以有酸胀感为宜。

按压长强： 用中指指端按压长强30～50次，有酸痛感为宜。

按压关元： 用拇指指腹按压关元60～80次，以局部出现酸胀感为佳。

按压中极： 用拇指指腹按压中极60～80次，以局部出现酸胀感为佳。

按揉手三里： 用中指指腹按揉手三里30～50次，有酸痛感为宜。

按压下廉： 用拇指指腹按压下廉60～80次，以局部出现酸胀感为佳。

点揉血海： 用拇指点揉血海2～3分钟，有酸痛感为宜。

按揉三阴交： 用拇指指腹按揉三阴交3～5分钟，以局部出现酸胀感为佳。

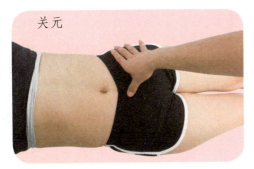
关元

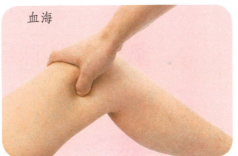
血海

按摩提醒

以上穴位按摩配合随时自我练习疗效更佳：臀部往中央夹紧，肛门往里缩，然后放松，反复进行，每天半个小时即可。只要有时间，不管是坐着、站着均可进行练习。

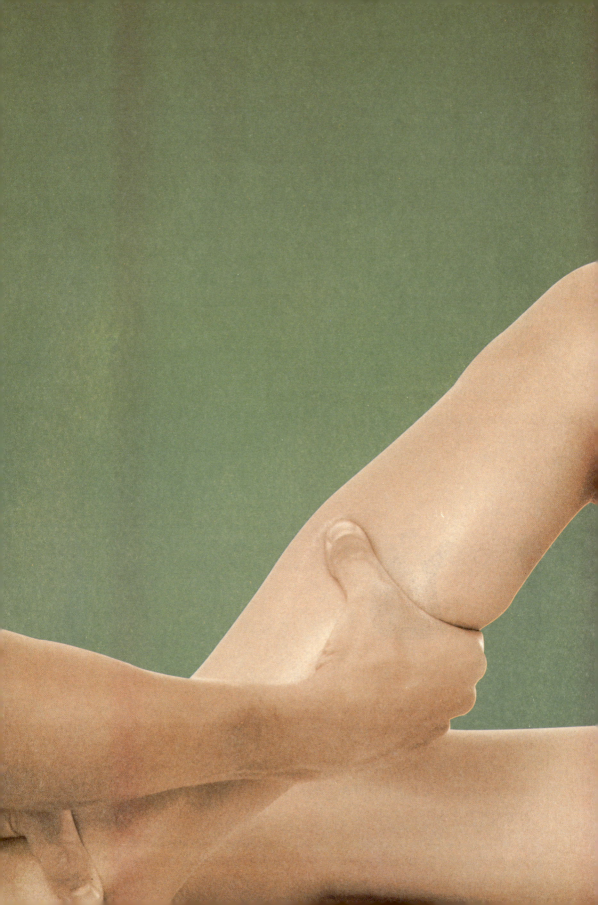

PART 5

五官科疾病的按摩疗法

视疲劳

视疲劳是在持续近距离视物之后出现的视蒙、眼胀、眼部干涩、灼痛、眼及眼眶酸痛等症状，以及头痛、恶心、乏力等周身不适的一组综合征。中医认为，此病多因肝血不足、肝肾阴虚所致，按摩相关穴位可疏通经络，调和气血，增强眼部周围的血液循环，改善眼部神经的营养，缓解眼肌疲劳。

选穴定位

攒竹：眉头凹陷中，额切迹处。
睛明：目内眦内上方眶内侧壁凹陷中。
丝竹空：眉梢凹陷中。
瞳子髎：目外眦外侧0.5寸凹陷中。
四白：瞳孔直下，颧骨上方凹陷中。
风池：枕骨之下，胸锁乳突肌上端与斜方肌上端之间的凹陷中。

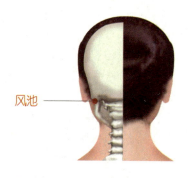
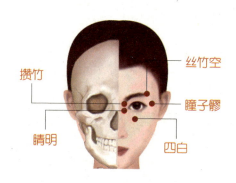

方义分析

攒竹、睛明： 可疏调局部经气，调节眼部气血。

丝竹空： 手少阳三焦经腧穴，具有疏利代谢，排出体内代谢垃圾的作用。

瞳子髎： 足少阳胆经起始穴，可以排出眼周生理代谢产物，疏通经络，改善气血运行。

四白： 足阳明胃经腧穴，可通经活络。

风池： 足少阳胆经腧穴，又是与阳维脉交会穴，可以清肝泻胆，清除机体代谢产物。

按摩方法

按揉攒竹： 用两手拇指或中指轻轻按揉攒竹约2分钟，以局部有酸胀感为佳。

点按睛明： 用两手拇指或中指轻轻按揉睛明约2分钟，以局部有酸胀感为佳。

按揉丝竹空： 用两手拇指沿顺时针方向按揉丝竹空约2分钟，然后沿逆时针方向按揉约2分钟，以局部出现酸胀感为佳。

按揉瞳子髎： 两手拇指或食指同时按压瞳子髎半分钟后，沿顺时针方向按揉1分钟，然后逆时针方向按揉1分钟。

按揉四白： 用两手拇指顺时针方向按揉四白约2分钟，然后逆时针方向按揉约2分钟，以局部有酸胀感为佳。

揉捏风池： 用拇指指腹或食指、中指两指并拢，用力环行揉按风池穴，同时头部尽力向后仰，以局部出现酸胀感为宜。

按摩提醒

可以配合随时自我按摩：轻轻按摩眼部四周，由眉毛、眼头的方向向眼尾滑动，加以按摩数次；再按眼睛下方，换眼尾往眼头按摩。

耳鸣

耳鸣是听觉功能紊乱产生的一种临床症状，患者自觉耳内有声，鸣响不断，时发时止，重者可妨碍听觉。引发耳鸣的原因有很多，患耳部疾病，如外耳道阻塞、内耳压力增高等，患者容易出现耳鸣。此外，心肺病、高血压、药物过敏等原因，会使人体内部噪音增大，超过常规值，导致耳鸣。中医认为，耳鸣是由于郁怒伤肝、肝火暴亢、循经上炎所致。按摩相关穴位，可清热降浊、补益肾气、调和脾胃，从而治疗该症。

选穴定位

肝俞： 第9胸椎棘突下，后正中线旁开1.5寸。

肾俞： 第2腰椎棘突下，后正中线旁开1.5寸。

听宫： 耳屏正中与下颌骨髁突之间的凹陷中。

耳门： 耳屏上切迹与下颌骨髁突之间的凹陷中。

翳风： 乳突下端前方凹陷中。

听会： 耳屏间切迹与下颌骨髁突之间的凹陷中。

外关： 腕背侧远端横纹上2寸，尺骨与桡骨间隙中点。

三阴交： 内踝尖上3寸，胫骨内侧缘后际。

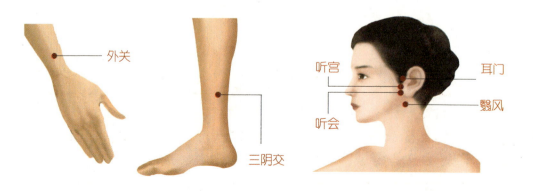

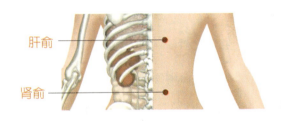

肝俞
肾俞

方义分析

肝俞、肾俞： 足太阳膀胱经腧穴，肾通于耳，故二穴可降肝火、益肾精。

听宫、听会、耳门、翳风： 均位于耳周，可疏风通络、开窍聪耳。

外关： 手少阳三焦经腧穴，可疏通三焦经气、畅通耳窍。

三阴交： 足太阴脾经腧穴，可通三阴经之经气。

按摩方法

按揉肝俞： 用两手拇指指腹沿顺时针方向按揉肝俞约2分钟，然后沿逆时针方向按揉约2分钟，以局部出现酸胀感为佳。

按揉肾俞： 用两手拇指指腹沿顺时针方向按揉肾俞约2分钟，然后沿逆时针方向按揉约2分钟，以局部出现酸胀感为佳。

按揉听宫、翳风： 用两手拇指按在左右翳风上，食指按在听宫上，先顺时针方向按揉约2分钟，再逆时针方向按揉约2分钟。

按压听会： 用无名指指腹轻轻按压听会30~50次。

按揉耳门： 两手拇指相对，同时轻轻用力按压耳门半分钟，然后自上而下推耳前20次，以局部有酸胀感为佳。

点按外关： 用拇指点按外关30秒，先沿顺时针方向按揉约1分钟，然后沿逆时针方向按揉约1分钟，以局部出现酸胀感为佳。

点按三阴交： 用拇指点按三阴交30秒，先沿顺时针方向按揉约1分钟，然后沿逆时针方向按揉约1分钟，以局部出现酸胀感为佳。

按摩提醒

可随时自我按摩：先用掌心紧捂耳朵，压住，然后突然放开，用气流带动鼓膜活动，感觉耳内哗哗作响，如此连做20次。

过敏性鼻炎

过敏性鼻炎是因为环境导致的一种过敏现象，主要的症状有流涕、鼻痒、打喷嚏、流眼泪等。中医认为，主要因患者脏腑功能失调，肺、脾、肾等脏器虚损所致。再受外邪侵袭就易发病。按摩可改善鼻部、面部、鼻甲部的血液循环，恢复鼻腔组织的生理功能，从而改善症状。

选穴定位

上星： 头顶正中线，前发际线直上1寸。
印堂： 两眉毛内侧端中间的凹陷中。
迎香： 鼻翼外缘中点旁，鼻唇沟中。
风池： 枕骨之下，胸锁乳突肌上端与斜方肌上端之间的凹陷中。
合谷： 第2掌骨桡侧的中点处。
涌泉： 屈足蜷趾时足心最凹陷中。

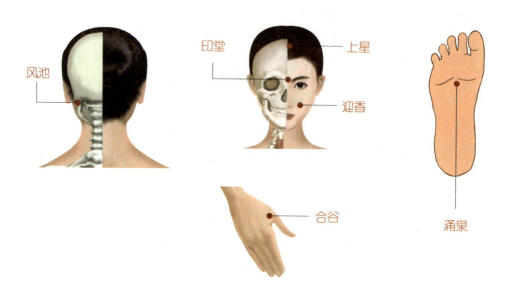

方义分析

迎香： 手阳明大肠经腧穴，位于鼻旁，脉气直通鼻窍，故通经活络、通利鼻窍之作用甚强，是治疗各种鼻疾的要穴。

印堂： 经外奇穴，可清头明目，通鼻开窍。

上星： 督脉腧穴，督脉循于鼻，故可祛风凉血。

风池： 足少阳胆经腧穴，足少阳、阳维之会，可散风泄热。

合谷： 手阳明大肠经腧穴，又是原穴，属阳主表，可升清降浊、疏风散表、宣通气血。

涌泉： 足少阴肾经井穴，可以祛除体内的湿毒浊气，疏通肾经，使经络气血通畅。

按摩方法

按揉迎香： 用双手食指指腹按顺时针方向按揉迎香2分钟，然后再点按半分钟，以出现酸胀感为度。

推抹印堂： 用拇指从鼻子向额头方向推抹印堂约2分钟，以局部出现酸胀感为佳。

按揉上星： 用手指指端沿顺时针、逆时针方向交替按摩上星30～50次，以局部出现酸胀感为佳。

揉捏风池： 用拇指指腹用力环行揉按风池，同时头部尽力向后仰，以局部出现酸胀感为宜。

按压合谷： 用大拇指垂直往下按压合谷80～100次，以出现酸胀感为佳。

按压涌泉： 用拇指指腹按压涌泉100次，以感到酸胀为宜。

按摩提醒

除以上穴位按摩外，平日还要注意鼻的保健：①擦鼻，用两手食指的指背中间一节，相互擦热后，摩擦鼻梁两侧25～30次。②刮鼻，用手指刮鼻梁，从上向下10次。③摩擦鼻尖，分别用两手手指摩擦鼻尖各12次。④擦鼻根，用拇指和食指轻轻擦及捏鼻根20～30次。⑤捏鼻孔，用拇指和食指轻轻捏鼻孔20～30次。这套保健动作可以促进鼻部的血液循环、新陈代谢，增强抗病能力，减少过敏性鼻炎的发生。

牙痛

牙痛，是口腔科牙齿疾病最常见的症状之一，其表现为牙龈红肿、遇冷热刺激痛、面颊部肿胀等。大多由牙龈炎、牙周炎、蛀牙或折裂牙导致牙髓（牙神经）感染所引起。中医认为，牙痛是外感风邪、胃火炽盛、肾虚火旺、虫蚀牙齿等原因所致。按摩相关穴位能够祛风泻火、通络止痛，从而改善症状。

选穴定位

合谷： 第2掌骨桡侧的中点处。

下关： 颧弓下缘中央与下颌切迹之间凹陷中。

颊车： 下颌角前上方约1横指（中指）。

阳溪： 腕背侧远端横纹桡侧，桡骨茎突远端，解剖学"鼻烟窝"凹陷中。

曲池： 在尺泽与肱骨外上髁连线中点凹陷中。

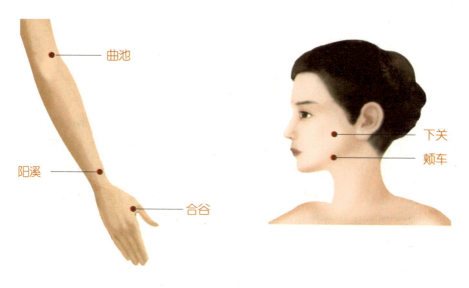

第五章 五官科疾病的按摩疗法

方义分析

合谷、阳溪、曲池： 手阳明大肠经腧穴，合谷又是其原穴，可通经活络止痛；阳溪可清热解毒；曲池又是其合穴，可以疏风清热泻火。三穴共用可清热泻火止痛，有助于牙痛的缓解。

下关、颊车： 足阳明胃经腧穴，下关正当下颌关节处，是牙齿开合之机关，对风火上冲和阳明热盛所致牙痛效果更优，二穴同用可清热止痛。

按摩方法

掐揉合谷： 大拇指垂直往下按压合谷，一紧一按、一揉一松，按压的力量要慢慢加强，频率约为每分钟30次左右，以出现酸胀感为佳。

按揉下关： 用两手中指或食指指腹，放于同侧面部下关上，适当用力按揉0.5～1分钟，以出现酸胀感为佳。

按揉颊车： 用两手拇指指腹，放于同侧面部颊车上，适当用力，由轻渐重按压0.5～1分钟，以出现酸胀感为佳。

掐按阳溪： 用拇指指腹，放在对侧阳溪上，适当用力掐0.5～1分钟。

掐按曲池： 手臂半屈，用对侧拇指指尖掐按曲池1分钟，再顺时针方向按揉2分钟，以局部有酸胀感为度。

按摩提醒

面部按摩时，用力可逐渐加重至有酸胀感窜至痛处为佳，以按摩患侧面部为主。肢体按摩可取双侧穴位。平时还应注意口腔卫生。

咽痛

咽痛是咽部常见症状，主要由咽部疾病引起，各种咽部黏膜的感染性炎症刺激和压迫痛觉神经末梢均可导致咽痛，也可能是咽部邻近器官或全身疾病在咽部的表现。按摩相关穴位，可清热解毒、消肿散结，辅助治疗本病。

选穴定位

天鼎： 横平环状软骨，胸锁乳突肌后缘。
水突： 横平环状软骨，胸锁乳突肌前缘。
天突： 胸骨上窝中央，前正中线上。
曲池： 在尺泽与肱骨外上髁连线中点凹陷中。
合谷： 第2掌骨桡侧的中点处。
少商： 手拇指末节桡侧，指甲根角侧上方0.1寸。

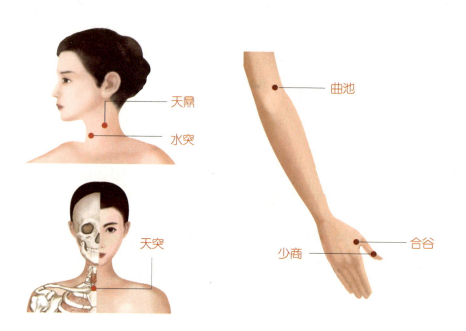

第五章 五官科疾病的按摩疗法

方义分析

天鼎、曲池、合谷： 手阳明大肠经腧穴，天鼎位居颈部，内应咽喉，具有理气化痰、消肿止痛、祛瘀散结之功；曲池又为大肠经合穴，可疏风清热泻火；合谷又为大肠经原穴，可清热解表。

水突： 足阳明胃经腧穴，可平喘利咽。

天突： 任脉腧穴，可通利气道、降痰宣肺。

少商： 手太阴肺经井穴，其疏通、条达、开泄之作用较强，善清肺泻火，祛邪外出。

按摩方法

点按天鼎： 用拇指点按天鼎1分钟，以不感到难受为佳。

点按水突： 用拇指点按水突1分钟，以不感到难受为佳。

点按天突： 用中指点按天突约2分钟，力度以不影响呼吸为宜。

按揉曲池： 用拇指沿顺时针方向按揉曲池约2分钟，然后沿逆时针方向按揉约2分钟，左右手交替进行，以局部出现酸胀感为佳。

按压合谷： 用大拇指垂直往下按压合谷80～100次，以出现酸胀感觉为佳。

掐揉少商： 用大拇指指甲掐按少商80～100次，以出现酸胀感觉为佳。

按摩提醒

在按摩上述穴位之后，还可配合热敷，用一个小热水袋放在脖子上，热敷喉咙，可以促进血液循环，减轻疼痛，促进康复。

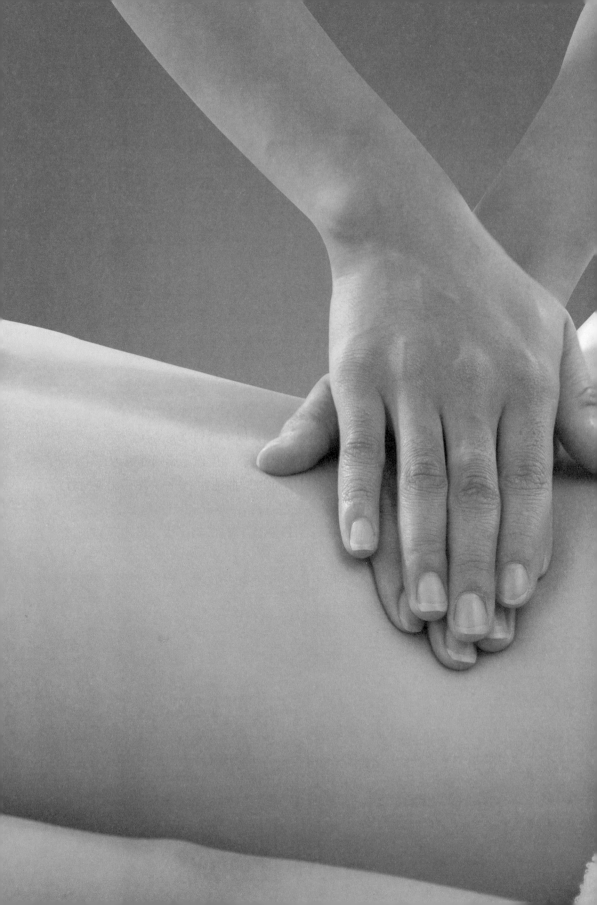

妇科疾病的按摩疗法

痛经

凡在经期或经行前后，出现周期性小腹疼痛，或痛引腰骶，甚至剧痛晕厥者，称为"痛经"，亦称"经行腹痛"。中医认为，其主要病机在于邪气内伏，经血亏虚，导致胞宫气血运行不畅，"不通则痛"；或胞宫失于濡养，"不荣则痛"，因此导致痛经。按摩的目的是引血下行，因此治疗应在经前，当下腹部、腰骶部出现疼痛时操作。如手法得当，可使经期提前1～2天，随着经血排出，疼痛也会随之减轻或消失。

选穴定位

八髎： 包括上髎、次髎、中髎和下髎，左右共八个穴位，分别在第1、2、3、4骶后孔中，合称"八髎"。

关元： 脐中下3寸，前正中线上。

中极： 脐中下4寸，前正中线上。

子宫： 脐中下4寸，前正中线旁开3寸。

地机： 阴陵泉下3寸，胫骨内侧缘后际。

三阴交： 内踝尖上3寸，胫骨内侧缘后际。

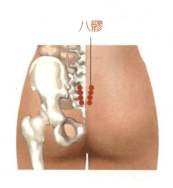
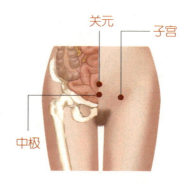
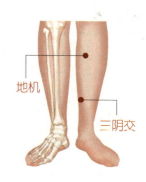

方义分析

八髎： 足太阳膀胱经腧穴，乃支配盆腔内脏器官的神经血管会聚之处，是调节人一身气血的总开关。

关元、中极： 任脉腧穴，二穴又皆与足三阴经相交，任脉通胞宫，故二穴可行气活血、消瘀止痛。

子宫： 经外奇穴，可调经止带、理气和血，是治疗痛经的经验效穴。

地机： 足太阴脾经腧穴，又是郄穴，郄穴治血，故其可调血通经止痛。

三阴交： 少阴、厥阴、太阴交会穴，可调肝、脾、肾之经气，行气活血，调理血分。

按摩方法

推擦八髎： 手掌伸直，用掌面着力，紧贴骶部八髎两侧皮肤，自上向下、连续不断地直线往返，摩擦5～10分钟，以局部出现酸胀感为佳。

按揉关元： 用拇指指腹轻轻点按关元约2分钟，以局部有酸胀感为宜。

按揉中极： 用拇指指腹轻轻点按中极约2分钟，以局部有酸胀感为宜。

点揉子宫： 用两手拇指按压住两旁子宫，稍加压力，缓缓点揉，以酸胀为度，操作5分钟，以腹腔内有热感为最佳。

按揉地机： 用拇指沿顺时针方向按揉地机约2分钟，然后沿逆时针方向按揉约2分钟。

按摩提醒

肾气亏损型痛经加肾俞，气血虚弱型痛经加脾俞，气滞血瘀型痛经加膈俞，寒凝血瘀型痛经加命门，湿热蕴结型痛经加隐白。

月经不调

月经不调是指月经的周期、时间长短、颜色、经量、质地等发生异常改变的一种妇科常见疾病。临床表现为月经时间的提前或延后、量或多或少、颜色或鲜红或淡红、经质或清稀或赤稠，并伴有头晕、心跳加快、心胸烦闷，易怒、睡眠不好、小腹胀满、腰酸腰痛、精神疲倦等症状。中医认为，月经不调是由于血热、肾气亏虚、气血虚弱等原因所致。按摩相关穴位能调和脏腑，活血通络，行气调经，治疗各种月经不调。

选穴定位

天枢： 横平脐中，前正中线旁开2寸。
气海： 前正中线上，脐中下1.5寸。
关元： 前正中线上，脐中下3寸。
血海： 髌底内侧端上2寸，当股四头肌内侧头的隆起处。
三阴交： 足内踝尖上3寸，胫骨内侧缘后方。

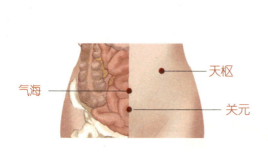
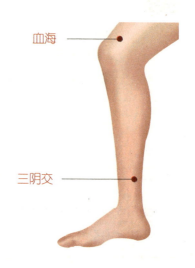

第六章 妇科疾病的按摩疗法

方义分析

天枢： 足阳明胃经腧穴，阳明经多气多血，故其可补血活血。

气海、关元： 任脉腧穴，气海又为元气之海，可调冲任理胞宫；关元又与足三阴经相交，故可调肝、脾、肾以及任脉之经气。

血海、三阴交： 足太阴脾经腧穴，三阴交又为足三阴经之交会穴，故二穴可调冲任，理胞宫经血。

按摩方法

按揉天枢： 用拇指指腹轻轻点按天枢约2分钟，以局部有酸胀感为宜。

按揉气海： 用拇指指腹按压气海约30秒，然后沿顺时针方向按揉约2分钟，以局部出现酸胀感为佳。

按揉关元： 用拇指指腹轻轻点按关元约2分钟，以局部有酸胀感为宜。

按揉血海： 用拇指指腹按揉血海80～100次，力度由轻至重再至轻。

按揉三阴交： 用拇指沿顺时针方向按揉三阴交约2分钟，然后沿逆时针方向按揉约2分钟。

按摩提醒

气虚型月经不调加足三里、脾俞，血虚型月经不调加脾俞、膈俞，肾虚型月经不调加肾俞、太溪，气郁型月经不调加太冲、期门，血热型月经不调加行间、地机，血寒型月经不调加归来、命门。

带下病

带下病是指妇女阴道分泌物增多，且连绵不断，色黄、色红或带血，或黏稠如脓，或清稀如水，气味腥臭。患者常伴有心烦、口干、头晕、腰酸痛、阴部瘙痒、小便少且色黄、全身乏力、小腹下坠或肿痛感等症状。中医认为，带下病俱属湿证，是脾胃虚弱，带脉失于约束；或肾阳不足，封藏失司，水湿下注，任带失固所致。按摩治疗带下病的原则是健脾、升阳、除湿，佐以舒肝、固肾，偏于湿热者则化湿清热。

选穴定位

带脉： 侧腹部，第11肋骨游离端垂线与脐水平线的交点上。
中极： 前正中线上，当脐中下4寸。
阴陵泉： 胫骨内侧髁后下方凹陷处。
三阴交： 足内踝尖上3寸，胫骨内侧缘后方。

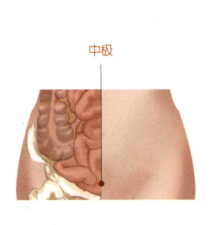
中极

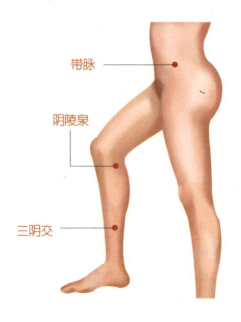
带脉
阴陵泉
三阴交

第六章 妇科疾病的按摩疗法

方义分析

带脉： 足少阳胆经腧穴，又为足少阳、带脉之会，可健脾利湿、调经止带。

中极： 任脉腧穴，又为足三阴、任脉之会，可补肾调经、清热利湿。

三阴交、阴陵泉： 足太阴脾经腧穴，三阴交可调肝、脾、肾之气机，阴陵泉可清利下焦湿热。

按摩方法

按揉带脉： 用食指中指按揉带脉50～100次。

点按中极： 用拇指指腹轻轻点按中极约2分钟，以局部有酸胀感为宜。

按揉三阴交： 用拇指沿顺时针方向按揉三阴交约2分钟，然后沿逆时针方向按揉约2分钟。

按揉阴陵泉： 用拇指指腹按揉阴陵泉100～200次，力度由轻至重再至轻，手法连贯。

按摩提醒

脾虚型加脾俞，肾阳虚型加关元、肾俞，阴虚挟湿型加气海、足三里、脾俞，湿热下注型加水道、次髎、行间，湿毒蕴结型加期门、水道。按摩疗法对脾虚、阴虚、肾阳虚型疗效较好，对于湿热下注证宜配合其他疗法进行综合治疗。对带下日久不愈，且带下秽臭伴癥瘕或形瘦者，要注意排除恶性病变可能。

乳腺炎

乳腺炎是指乳腺的急性化脓性感染，中医称为乳痈。临床表现为初期乳房肿胀、触痛，抚之有肿块，表皮微红或不红，兼恶寒发热，头身痛；继则肿块变大、变破；红肿愈甚，疼痛加重，有高热，并有跳痛感；最后肿块破溃，脓出，或形成乳漏。本病多见于产后哺乳期。中医认为，乳房为肝胃二经所循，多因情志不舒或胃经蕴热，使乳汁瘀滞所致。按摩相关穴位，可以起到调和气血、疏通乳管、凉血解毒、散结止痛的作用。

选穴定位

肩井： 第7颈椎棘突与肩峰最外侧点连线的中点。
膻中： 平第4肋间，前正中线上。
乳根： 第5肋间隙，前正中线旁开4寸。
期门： 乳头直下，第6肋间隙，前正中线旁开4寸。
足三里： 犊鼻下3寸，犊鼻与解溪连线上。

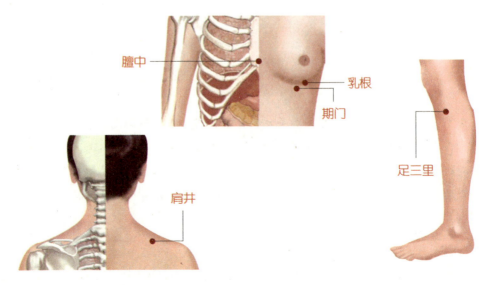

第六章 妇科疾病的按摩疗法

方义分析

肩井：治乳痈之经验穴。
膻中：任脉腧穴，又是气会之穴，可宽胸理气、疏通胸部之经络气血。
乳根：足阳明胃经腧穴，可消肿散结。
期门：肝之募穴，可疏肝理气、化滞消肿。
足三里：可清胃降火，消阳明之积滞。

按摩方法

按揉肩井：用两手拇指按压肩井大约1分钟，然后按揉约2分钟，以局部出现酸胀感为佳。
指推膻中：用中指自下而上推膻中约2分钟，以局部出现酸胀感为佳。
按揉乳根：将拇指、食指分开，用虎口处轻轻上托乳房，食指或中指稍用力下压，缓慢点揉位于肋间隙内的乳根5～10分钟，动作宜轻柔缓和，逐渐用力，以有酸胀感为佳。
按揉期门：用手指缓缓按摩期门，3～5秒钟之后吐气，吐气时放手，吸气时再刺激穴道，如此反复，有酸麻的感觉才见效。
按压足三里：用拇指按压足三里100～200次，以局部出现酸胀感为佳。

按摩提醒

气滞热蕴型乳腺炎加鱼际、合谷，热毒炽盛型乳腺炎加外关、曲池、足临泣。在进行乳房按摩时，都要遵循"向心性"原则，即从乳房四周向乳头方向进行，这也是乳汁沿导管排出体外的方向，开始时硬结局部可能会有些不适，甚至疼痛，但一般都会在短时间内消失。

乳腺增生

乳腺增生是指乳房出现片块状、结节状、条索状、砂粒状等数目不一、形状不规则、质地中等、活动、不粘连、边界与周围组织分界不清楚或比较清楚的非炎性肿块。中医称为"乳核""乳癖""乳中结核"等。中医认为，此病多因思虑过度，思则伤脾，脾虚则升降失司，痰浊内生；或因情志不遂，恚嗔恼怒，肝失疏泄，气机不畅；痰气交阻，凝滞经脉，结聚成核。按摩治疗能缓解乳腺增生带来的疼痛感，调节内分泌，消除肿胀，长期按摩还可以起到软化肿块的效果。

选穴定位

肩井： 第7颈椎棘突与肩峰最外侧点连线的中点。
天宗： 肩胛冈中点与肩胛骨下角连线上1/3与下2/3交点凹陷中。
膻中： 前正中线上，两乳头连线的中点。
屋翳： 当第2肋间隙，距前正中线旁开4寸。
乳根： 乳头的正下方，乳房的根部。
期门： 乳头直下，第6肋间隙，前正中线旁开4寸。

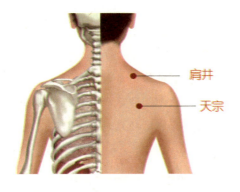
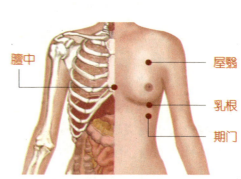

第六章 妇科疾病的按摩疗法

方义分析

乳根、屋翳：疏导阳明经经气，疏通局部气血。

膻中：为气之会穴，且肝经络于膻中，可助人体打开"气闸"，宽胸顺气。

期门：为肝之募穴，疏肝气，调冲任，与乳根同用，可直接通乳络，消痰块。

天宗、肩井：为治疗乳腺疾病之经验穴。

按摩方法

按揉天宗：用两手拇指指腹沿顺时针方向按揉天宗约1分钟，然后沿逆时针方向按揉约1分钟，以局部出现酸胀感为佳。

按揉肩井：用拇指指腹按揉肩井3~5分钟，以局部有酸胀感为宜。

指推膻中：用中指自下而上推膻中约2分钟，以局部出现酸胀感为佳。

按揉屋翳：用两手拇指指腹沿顺时针方向按揉屋翳约2分钟，然后沿逆时针方向按揉约2分钟，以局部出现酸胀感为佳。

按揉乳根：将拇指、食指分开，用虎口处轻轻上托乳房，食指或中指稍用力下压，缓慢点揉位于肋间隙内的乳根穴5~10分钟，动作宜轻柔缓和，逐渐用力，以有酸胀感为佳。

按揉期门：用手指缓缓按摩期门，3~5秒钟之后吐气，吐气时放手，吸气时再刺激穴道，如此反复，有酸麻的感觉才见效。

按摩提醒

肝郁气滞者加肝俞、太冲，痰浊凝结者加丰隆、中脘，肝肾阴虚者加肝俞、肾俞。

早期预防乳腺增生才是关键，保持良好的生活习惯，健康的饮食及良好的卫生习惯才是保护身体不被疾病侵害的最好方法。

外阴瘙痒

外阴瘙痒是妇科疾病中很常见的一种症状，中医称为"阴痒"。其病因病机主要是感染湿、热、毒、虫邪，以及肝、肾、脾功能失调，侵扰阴部，或阴部肌肤失养。按摩相关穴位能够清泄肝胆湿热，滋阴养血，润燥祛风止痒。

选穴定位

中极： 脐中下4寸，前正中线上。

曲骨： 耻骨联合上缘，前正中线上。

八髎： 包括上髎、次髎、中髎和下髎，左右共八个穴位，分别在第1、2、3、4骶后孔中，合称"八髎"。

血海： 髌底内侧端上2寸，股内侧肌隆起处。

蠡沟： 内踝尖上5寸，胫骨内侧面的中央。

三阴交： 内踝尖上3寸，胫骨内侧缘后际。

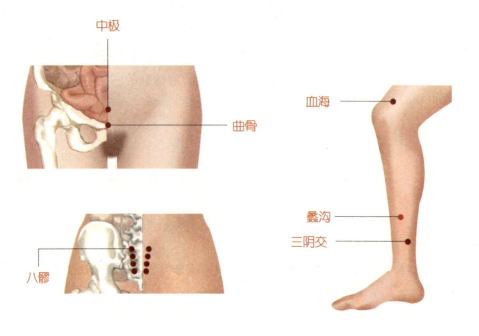

第六章　妇科疾病的按摩疗法

方义分析

中极、曲骨： 任脉腧穴，中极又为膀胱募穴，可清湿热、止瘙痒。

八髎： 足太阳膀胱经腧穴，乃支配盆腔内脏器官的神经血管会聚之处，是调节人一身气血的总开关，可清下焦湿热。

血海： 可调和气血。

三阴交： 可调肝、脾、肾之经气，清湿热，止阴痒。

蠡沟： 足厥阴肝经腧穴，又是肝经的络穴，可疏肝理气、养血。

按摩方法

按揉中极： 用拇指按压中极1分钟，沿顺时针方向按揉约1分钟，然后沿逆时针方向按揉约1分钟，以局部出现酸胀感为佳。

按揉曲骨： 用拇指按压曲骨1分钟，沿顺时针方向按揉约1分钟，然后沿逆时针方向按揉约1分钟，以局部出现酸胀感为佳。

推擦八髎： 手掌伸直，用掌面着力，紧贴骶部八髎两侧皮肤，自上向下、连续不断地直线往返，摩擦5~10分钟。

按揉血海： 用两手拇指沿顺时针方向按揉血海约1分钟，然后沿逆时针方向按揉约1分钟，以局部出现酸胀感为佳。

按揉蠡沟： 用中指沿顺时针方向按揉蠡沟约2分钟，然后沿逆时针方向按揉约2分钟，以局部出现酸胀感为佳。

按揉三阴交： 用拇指沿顺时针方向按揉三阴交约2分钟，然后沿逆时针方向按揉约2分钟，以局部出现酸胀感为佳。

按摩提醒

治疗期间禁止性生活，保持阴部清洁干燥。局部过敏者可以吃抗过敏药，另外杜绝导致过敏的因素，一般不需要太长时间可以恢复。

慢性盆腔炎

慢性盆腔炎是妇科常见病，指女性内生殖器官，包括子宫、输卵管、卵巢及其周围结缔组织、盆腔腹膜等部位的慢性炎症性疾病。其属中医"带下""癥积"范畴。多表现为下腹隐痛及有下坠感，腰骶酸痛，月经失调，痛经，低热，白带增多，精神不振，重者可导致不孕症。中医认为，本病多为湿热之邪内侵，瘀结胞中，阻滞经络；或过食生冷，寒客胞中，寒性收引，令气机不畅；或久病伤肾，蒸腾无力，封藏失司等所致。按摩能理气活血，或散寒利湿，或清热利湿，分别治疗各型盆腔炎。

选穴定位

大椎： 第7颈椎棘突下凹陷中，后正中线上。

腰阳关： 第4腰椎棘突下凹陷中，后正中线上。

气海： 脐中下1.5寸，前正中线上。

关元： 脐中下3寸，前正中线上。

中极： 脐中下4寸，前正中线上。

阴陵泉： 胫骨内侧髁下缘与胫骨内侧缘之间的凹陷中。

三阴交： 内踝尖上3寸，胫骨内侧缘后际。

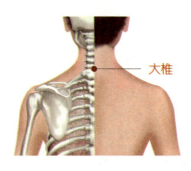
大椎

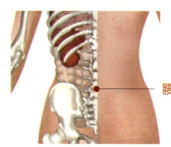
腰阳关

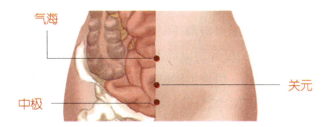

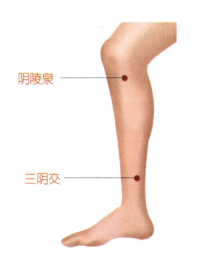

方义分析

大椎、腰阳关：督脉腧穴，大椎可清热泻火解毒，腰阳关可补益肝肾、濡养胞宫。

气海、关元、中极：任脉腧穴，关元又为任脉与足三阴经交会穴，小肠的募穴；中极也为任脉与足三阴经交会穴，又是膀胱的募穴，三穴皆通于胞宫，有调理冲任、理气活血的作用。

阴陵泉、三阴交：足太阴脾经腧穴，阴陵泉又为足太阴经之合穴，可以清下焦之湿浊；三阴交又是足三阴经交会穴，可以健脾胃、补肝肾、理气血、清湿热。

按摩方法

按揉大椎： 用拇指沿顺时针方向按揉大椎约2分钟，然后沿逆时针方向按揉约2分钟，以局部出现酸胀感为佳。

按揉腰阳关： 用拇指沿顺时针方向按揉腰阳关约2分钟，然后沿逆时针方向按揉约2分钟，以局部出现酸胀感为佳。

按揉气海： 用拇指指腹按压气海约30秒，然后沿顺时针方向按揉约2分钟，以局部出现酸胀感为佳。

点按关元： 用拇指指腹轻轻点按关元约2分钟，以局部出现酸胀感为佳。

点按中极： 用拇指指腹轻轻点按中极约2分钟，以局部出现酸胀感为佳。

按揉阴陵泉： 用拇指沿顺时针方向按揉阴陵泉约2分钟，然后沿逆时针方向按揉约2分钟，以局部出现酸胀感为佳。

按揉三阴交： 用拇指沿顺时针方向按揉三阴交约2分钟，然后沿逆时针方向按揉约2分钟，以局部出现酸胀感为佳。

按摩提醒

配合以下局部按摩效果更佳：

搓擦腰骶：将双手掌分别放在腰部两侧，自上而下用力搓擦腰骶部0.5～1分钟，以腰部发热为佳。具有强腰健肾、活血通络的功效。

团摩下腹：左手掌心叠放在右手背上，将右手掌心轻轻放在下腹部，适当用力做顺时针、逆时针环形摩揉0.5～1分钟，以腹部发热为佳。具有益气壮阳、调经止痛的功效。

搓大腿内侧：将左（右）手掌心紧贴在同侧大腿内侧，适当用力搓擦0.5～1分钟，以皮肤发热为佳。具有健脾益胃、理气散寒的功效。

不孕症

凡夫妻同居两年以上，没有采取避孕措施而未能怀孕者，称为不孕症。其发生常与先天禀赋不足、房事不节、反复流产、情志失调、饮食所伤等因素有关。病位在胞宫，与任、冲二脉及肾、肝、脾关系密切。基本病机是肾气不足，冲任气血失调。按摩能温肾暖宫、滋肾调中、疏肝理气、化痰调任、祛瘀调冲而调经，最后达到治疗不孕症的目的。

选穴定位

关元： 前正中线上，脐中下3寸。

曲骨： 耻骨联合上缘，前正中线上。

归来、子宫： 耻骨联合上1/5旁开两横指宽处为归来穴，旁开四指宽处为子宫穴。

肾俞： 第2腰椎棘突下，旁开1.5寸。

命门： 第2腰椎棘突下凹陷中，后正中线上。

足三里： 犊鼻下3寸，犊鼻与解溪连线上。

三阴交： 内踝尖上3寸，胫骨内侧缘后际。

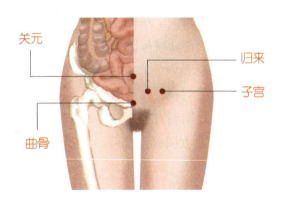

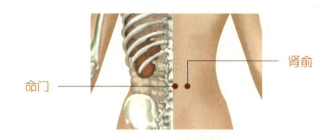

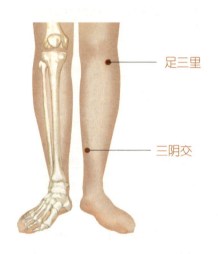

方义分析

关元、曲骨： 任脉腧穴，可益气，调阴阳，补气血。

归来： 足阳明胃经腧穴，调经助孕的特效穴。

子宫： 经外奇穴，可调经止带、理气和血。

肾俞： 足太阳膀胱经腧穴，可散寒暖胞。

命门： 督脉腧穴，穴在两肾俞之间，当肾间动气处，为元气之根本，生命之门户，故可培元固本、强健腰膝。

足三里： 足阳明胃经之合穴，可健脾胃，养后天。

三阴交： 足太阴脾经腧穴，又是足三阴经交会穴，可调肝、脾、肾三经之经气，畅达血运。

第六章 妇科疾病的按摩疗法

按摩方法

按揉关元： 用拇指指腹轻轻点按关元约2分钟，以局部有酸胀感为宜。

按揉曲骨： 用拇指按压曲骨1分钟，沿顺时针方向按揉约1分钟，然后沿逆时针方向按揉约1分钟，以局部出现酸胀感为佳。

按揉归来、子宫： 用两手食指、中指沿顺时针方向按揉归来、子宫约2分钟，然后沿逆时针方向按揉约2分钟。

按揉肾俞： 用拇指指腹按揉肾俞约2分钟，以局部有酸胀感为宜。

按揉命门： 用拇指沿顺时针方向按揉命门约2分钟，然后沿逆时针方向按揉约2分钟。

按揉足三里： 用拇指沿顺时针方向按揉足三里约2分钟，然后沿逆时针方向按揉约2分钟，以局部出现酸胀感为佳。

按揉三阴交： 用拇指沿顺时针方向按揉三阴交约2分钟，然后沿逆时针方向按揉约2分钟，以局部出现酸胀感为佳。

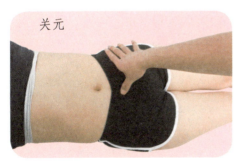

关元

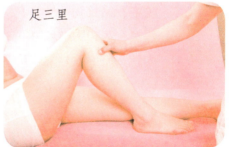

足三里

按摩提醒

怀孕的自然生理过程中任何一个环节发生障碍均可导致不孕，因此不孕症是一个相当复杂的疾病，其间还夹杂有心理和社会因素，临床应强调辨证论治，注重调经。肾虚宫寒型加次髎、志室，肝气郁结型加太冲、期门，痰湿阻滞型加阴陵泉、丰隆，瘀滞胞宫型加血海、膈俞。

妊娠呕吐

妊娠呕吐，是指妊娠早期出现恶心呕吐，头晕倦怠思睡，甚至闻食即吐，食入即吐，不能进食和饮水。中医学称其为"孕吐""恶阻""妊娠阻病""子病"等。中医认为，妊娠后月经停闭，冲脉之气上逆（冲脉隶属于阳明），使胃失和降而致恶心、呕吐。按摩相关穴位，能疏肝和胃、降逆止呕，可缓解孕吐症状。

选穴定位

身柱： 第3胸椎棘突下凹陷中，后正中线上。
肝俞： 第9胸椎棘突下，后正中线旁开1.5寸。
脾俞： 第11胸椎棘突下，后正中线旁开1.5寸。
胃俞： 第12胸椎棘突下，后正中线旁开1.5寸。
中脘： 脐中上4寸，前正中线上。

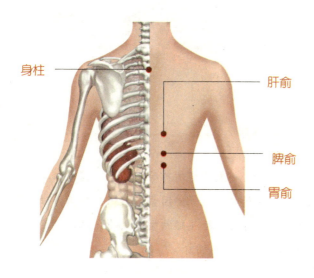
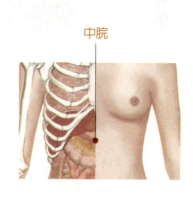

方义分析

身柱： 督脉腧穴，可强肾顺气。

肝俞、脾俞、胃俞： 足太阳膀胱经腧穴，又分别为肝、脾、胃之背俞穴，故可疏肝和胃、健脾化痰、降逆止呕。

中脘： 胃之募穴，又是腑会之穴，可以通腑气，和胃降逆。

按摩方法

揉按身柱： 用中指指尖轻轻揉按身柱，以有稍微刺痛感为度，每次1～2分钟。

按揉肝俞： 用两手拇指按压肝俞1～2分钟，再沿顺时针方向按揉约1分钟，然后沿逆时针方向按揉约1分钟。

按揉脾俞： 用两手拇指按压脾俞1～2分钟，再沿顺时针方向按揉约1分钟，然后沿逆时针方向按揉约1分钟。

按揉胃俞： 用两手拇指按压胃俞1～2分钟，再沿顺时针方向按揉约1分钟，然后沿逆时针方向按揉约1分钟。

按揉中脘： 用拇指指腹按压中脘约30秒，然后沿顺时针方向按揉约2分钟，以局部出现酸胀感为佳。

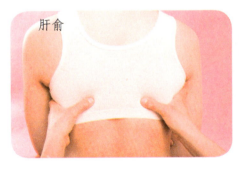

肝俞

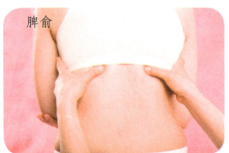

脾俞

按摩提醒

如孕妇呕吐较严重，按摩者可进行以下操作：孕妇半卧位，按摩者坐在对面，将孕妇的足部放在自己的膝盖上，用拇指按揉冲阳与太白各2～3分钟。

产后腰腹痛

产后腰腹痛指产妇分娩后出现的小腹和腰骶部疼痛，又叫"儿枕痛"。其主要表现为分娩之后小腹或下腰部隐隐作痛，时痛时好，恶露不尽，严重的女性小腹疼痛剧烈，受凉后加重。按摩法对于气血不通、肾气不足、湿寒侵袭、过度劳累等原因造成的产后腰腹痛有较好的疗效。

选穴定位

膈俞： 第7胸椎棘突下，后正中线旁开1.5寸。

命门： 第2腰椎棘突下凹陷中，后正中线上。

八髎： 包括上髎、次髎、中髎和下髎，左右共八个穴位，分别在第1、2、3、4骶后孔中，合称"八髎"。

气海： 脐中下1.5寸，前正中线上。

关元： 脐中下3寸，前正中线上。

三阴交： 内踝尖上3寸，胫骨内侧缘后际。

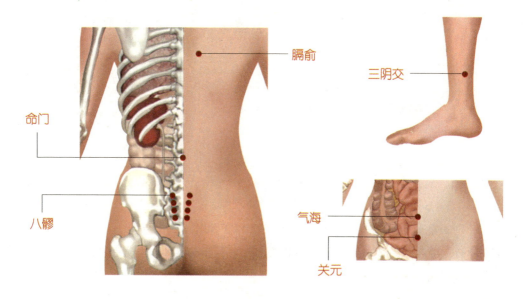

方义分析

膈俞、八髎： 足太阳膀胱经腧穴，膈俞又是八会穴之血会，可活血化瘀；八髎是调节人一身气血的总开关，可温经散寒、调和气血。

命门： 督脉腧穴，穴在两肾俞之间，当肾间动气处，为元气之根本，生命之门户，故可培元固本、强健腰膝。

气海： 任脉腧穴，为先天元气聚会之处，可利下焦、补元气、行气散滞。

关元： 任脉腧穴，又是小肠募穴，与足三阴经交会，故可疏调经气、理气益气。

三阴交： 足太阴脾经腧穴，又是足三阴经交会穴，可调肝、脾、肾三经之经气，畅达血运。

按摩方法

按揉膈俞： 用两手拇指指腹同时用力，沿顺时针方向按揉膈俞约2分钟，然后沿逆时针方向按揉约2分钟，以局部出现酸胀感为佳。

按揉命门： 用拇指沿顺时针方向按揉命门约2分钟，然后沿逆时针方向按揉约2分钟。

推擦八髎： 手掌伸直，用掌面着力，紧贴骶部八髎两侧皮肤，自上向下、连续不断地直线往返，摩擦5～10分钟。

按揉气海： 用拇指指腹按压气海约30秒，然后沿顺时针方向按揉约2分钟，以局部出现酸胀感为佳。

点按关元： 用拇指指腹轻轻点按关元约2分钟，以局部出现酸胀感为佳。

按揉三阴交： 用拇指沿顺时针方向按揉三阴交约2分钟，然后沿逆时针方向按揉约2分钟，以局部出现酸胀感为佳。

按摩提醒

配合以下局部按摩效果更佳：

按摩小腹：用手掌轻轻按摩小腹部，再由上向下推揉小腹，反复进行5遍。

搓腰骶部：被按摩者俯卧，按摩者用掌根从上向下搓腰部正中和两侧肌肉，直到尾骨处，持续5分钟，以发热感向小腹发散为宜。

团摩脐周：右手掌心叠放在左手背上，将左手掌心放在肚脐下，适当用力顺时针绕脐团摩腹部0.5～1分钟，以腹部发热为佳。

产后缺乳

哺乳期间,产妇乳汁甚少或全无,称为"缺乳",亦称"乳汁不行"或"乳汁不足"。中医认为,此病多因平素体弱,产期又出血过多,以致气血虚亏。女性以血为本,上为乳汁,下为月水,血虚则乳汁无以化生,故乳少而质稀薄;或产后七情不调,肝气郁结,气机不畅,以致乳汁不行,故乳汁缺少,甚至不下。按摩相关穴位可促进血液循环,有利于刺激排乳反射,引起催乳素的分泌,加强泌乳反射,增加乳汁的分泌。

选穴定位

天宗: 肩胛冈中点与肩胛骨下角连线上1/3与下2/3交点凹陷中。
膻中: 平第4肋间,前正中线上。
乳根: 第5肋间隙,前正中线旁开4寸。
中脘: 脐中上4寸,前正中线上。
少泽: 小指末节尺侧,指甲根角侧上方0.1寸。

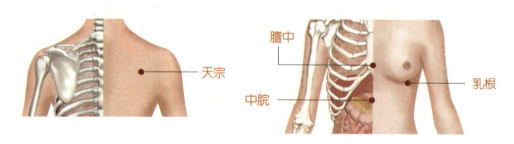

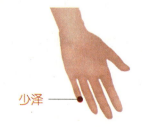

方义分析

天宗： 手太阳小肠经腧穴，其下部相对乳房，故可濡养乳房，使之有生乳之源。

膻中： 任脉腧穴，又是气会之穴，位于两乳之间，任脉又为阴脉之海，故其可以补益气血而生乳，疏通经络而通乳。

乳根： 足阳明胃经腧穴，阳明经多气多血，既可补益乳房之气血，而促其生乳，又可行气活血，通畅经络而下乳。

中脘： 任脉腧穴，又是胃之募穴，脾胃为后天之本，可以使乳汁生化有源。

少泽： 手太阳小肠经之井穴，善通乳络，为生乳、通乳之经验穴。

按摩方法

按揉天宗： 用两手拇指指腹沿顺时针方向按揉天宗约1分钟，然后沿逆时针方向按揉约1分钟，以局部出现酸胀感为佳。

指推膻中： 用中指自下而上推膻中约2分钟，以局部出现酸胀感为佳。

按揉乳根： 将拇指、食指分开，用虎口处轻轻上托乳房，食指或中指稍用力下压，缓慢点揉位于肋间隙内的乳根5～10分钟，动作宜轻柔缓和，逐渐用力，以有酸胀感为佳。

按揉中脘： 用拇指指腹按压中脘约30秒，然后沿顺时针方向按揉约2分钟，以局部出现酸胀感为佳。

掐按少泽： 用指甲尖垂直掐按少泽1～3分钟，以局部有酸胀感为佳。

按摩提醒

配合以下局部按摩效果更佳：

按摩乳房：被按摩者仰卧或坐位，按摩者用两手中指、食指、无名指的指腹，在乳房周围沿顺时针方向旋转按揉，并向乳头方向移动；再用一手五指由乳头向周围呈放射性推揉。

足部按摩：拇指指尖掐按垂体反射区，屈曲第二足趾第一趾间关节，拇指指腹置于第二足趾间屈面，垂直推压脾、胃反射区，拇指直推胸反射区；屈曲第二足趾第一趾间关节推按生殖腺反射区、子宫反射区。每个反射区各操作2分钟左右，每日1次，按摩结束后多饮水。

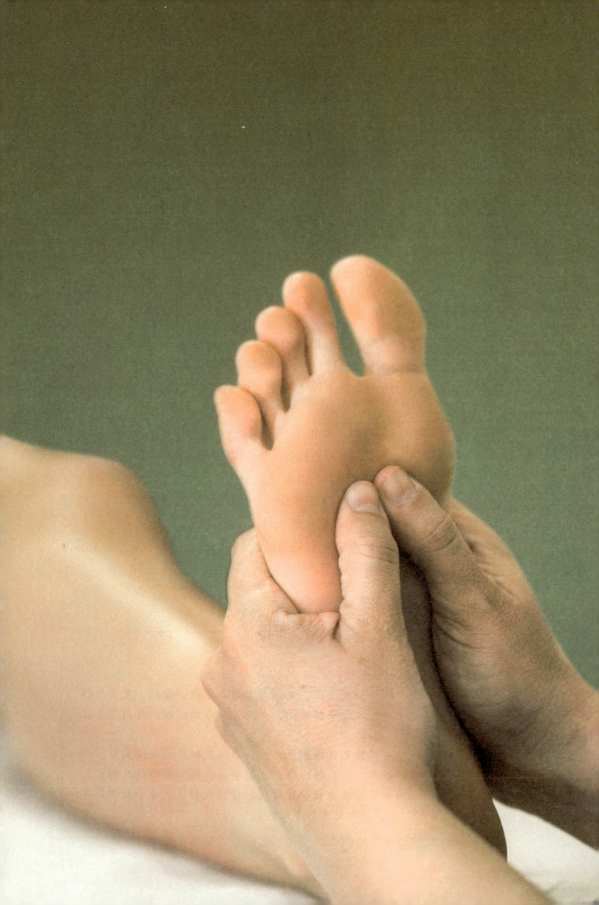

PART 7

男科疾病的按摩疗法

遗精

遗精是指以不因性生活而精液频繁遗泄为临床特征的病症。有梦而遗精者，称为梦遗；无梦而遗精，甚至清醒时精液自出者，称为滑精。中医认为，遗精的基本病机为脏虚失固，邪扰精室所致；也可由劳心过度、妄想不遂造成相火偏亢；饮食不节、醇酒厚味，积湿生热，湿热下注也是重要成因。按摩治疗遗精，虚证以补肾固精、交通心肾为主，实证以清肝泻火、清泄湿热为要。

选穴定位

心俞： 第5胸椎棘突下，后正中线旁开1.5寸。

肾俞： 第2腰椎棘突下，后正中线旁开1.5寸。

命门： 第2腰椎棘突下凹陷中，后正中线上。

关元： 脐中下3寸，前正中线上。

大赫： 脐中下4寸，前正中线旁开0.5寸。

三阴交： 内踝尖上3寸，胫骨内侧缘后际。

太溪： 内踝尖与跟腱之间的凹陷中。

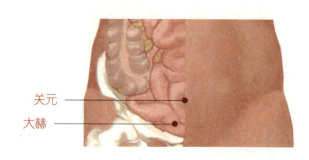

第七章　男科疾病的按摩疗法

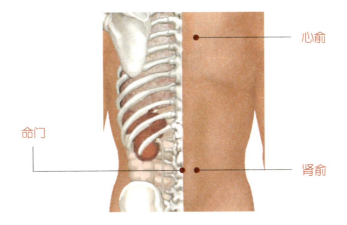

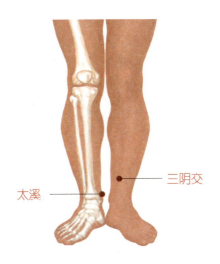

方义分析

心俞、肾俞： 足太阳膀胱经腧穴，心俞又为心之背俞穴，肾俞又为肾之背俞穴，二穴可交通心肾。

命门： 督脉腧穴，可补肾阳、调肾固精。

关元： 任脉腧穴，又与足三阴经相交，可调补先天，鼓舞肾气。

大赫： 足少阴肾经腧穴，主生殖系统疾病，《针灸甲乙经》曰："男子精溢……大赫主之。"

三阴交： 足太阴脾经腧穴，可固摄精关。

太溪： 足少阴肾经腧穴，可滋阴益肾、壮阳强腰。

按摩方法

按揉肾俞： 用两手拇指重叠按压肾俞1分钟，沿顺时针方向按揉约1分钟，然后沿逆时针方向按揉约1分钟，以局部出现酸胀感为佳。

按揉心俞： 用两手拇指指腹沿顺时针方向按揉心俞约2分钟，然后沿逆时针方向按揉约2分钟，以局部出现酸胀感为佳。

按揉命门： 用拇指沿顺时针方向按揉命门约2分钟，然后沿逆时针方向按揉约2分钟，以局部出现酸胀感为佳。

点按关元： 用拇指指腹轻轻点按关元约2分钟，以局部出现酸胀感为佳。

按揉大赫： 用拇指顺时针方向按揉大赫约2分钟，再逆时针按揉约2分钟，以感到酸胀为宜。

按揉三阴交： 用拇指沿顺时针方向按揉三阴交约2分钟，然后沿逆时针方向按揉约2分钟，以局部出现酸胀感为佳。

点按太溪： 用拇指点按太溪约2分钟，以局部出现酸胀感为佳。

按摩提醒

日常生活中，男性可以通过自我按摩法，减轻遗精的症状。用双手手指分别依顺时针与逆时针方向反复轻轻按摩丹田和肾俞，可以帮助调整和改善性功能。还可辨证按摩：

阴虚火旺证：按揉内关、神门、曲池、三阴交、太溪，每穴约1分钟。擦涌泉，以透热为度。

湿热下注证：逆时针摩腹约5分钟。再按揉三焦俞、膀胱俞、曲池、阴陵泉，每穴约1分钟。

阳痿

阳痿又称勃起功能障碍，是指在有性欲要求时，阴茎不能勃起或勃起不坚，或者虽然有勃起且有一定程度的硬度，但不能保持性交的足够时间，因而妨碍性交或不能完成性交。阴茎完全不能勃起者称为完全性阳痿，阴茎虽能勃起但不具有性交需要的足够硬度者称为不完全性阳痿。中医认为，该病主要是由肾气虚弱、劳心伤脾、七情内伤、湿热下注所致。按摩相关穴位可疏通经络、滋养肾脏，从而达到治疗疾病的目的。

选穴定位

肾俞： 第2腰椎棘突下，后正中线旁开1.5寸。

命门： 第2腰椎棘突下凹陷中，后正中线上。

八髎： 包括上髎、次髎、中髎和下髎，左右共八个穴位，分别在第1、2、3、4骶后孔中，合称"八髎"。

关元： 脐中下3寸，前正中线上。

中极： 脐中下4寸，前正中线上。

大赫： 脐中下4寸，前正中线旁开0.5寸。

三阴交： 内踝尖上3寸，胫骨内侧缘后际。

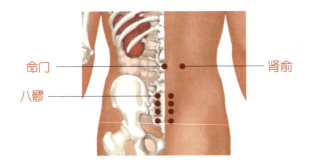

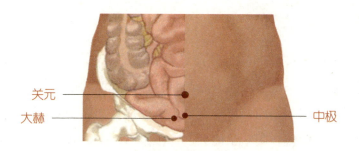

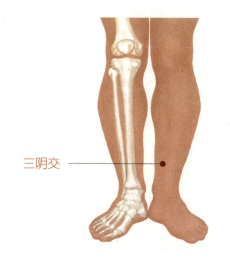

方义分析

肾俞： 足太阳膀胱经腧穴，可补益元气、培肾固本。

命门： 督脉腧穴，可补肾阳，助命火。

八髎： 足太阳膀胱经腧穴，可调肾固精。

关元、中极： 任脉腧穴，均与足三阴经交会，可调肝、脾、肾之经气，温下元，兴奋宗筋。

大赫： 足少阴肾经腧穴，可补肾助阳。

三阴交： 可补肝、脾、肾之经气，强筋起痿。

按摩方法

按揉肾俞： 用两手拇指指腹沿顺时针方向按揉肾俞约2分钟，然后沿逆时针方向按揉约2分钟，以局部出现酸胀感为佳。

按揉命门： 用拇指沿顺时针方向按揉命门约2分钟，然后沿逆时针方向按揉约2分钟，以局部出现酸胀感为佳。

推擦八髎： 手掌伸直，用掌面着力，紧贴骶部八髎两侧皮肤，自上向下、连续不断地直线往返，摩擦5~10分钟。

点按关元： 用拇指指腹轻轻点按关元约2分钟，以局部出现酸胀感为佳。

点按中极： 用拇指指腹轻轻点按中极约2分钟，以局部出现酸胀感为佳。

按揉大赫： 用拇指沿顺时针方向按揉大赫约2分钟，再沿逆时针方向按揉约2分钟，以感到酸胀为宜。

按揉三阴交： 用拇指沿顺时针方向按揉三阴交约2分钟，然后沿逆时针方向按揉约2分钟，以局部出现酸胀感为佳。

按摩提醒

配合以下局部按摩效果更佳：

按摩腹股沟： 用两手拇指、食指、中指指腹自外而内对称按摩两侧腹股沟，按摩之力以舒适不痛为度，左右各50次。

搓揉睾丸： 以双手的食指、中指托住同侧睾丸的下面，再用拇指按压其上，如数念珠一样轻轻揉搓两侧睾丸，其力量以睾丸不痛或微酸胀为宜，左右各150~200次。

捻动精索： 以两手拇指、食指、中指对称捻动阴囊上方之精索，其用力以酸胀或舒适感为度，左右各50次。

按摩涌泉： 以左手按摩右足心涌泉100次，以右手按摩左足心涌泉100次，每晚热水足浴后按摩疗效更佳。

早泄

早泄是最常见的射精功能障碍,指性交时男子阴茎尚未进入女性阴道,即已经射精,或刚刚性交便发生射精,不能正常性交的病症。此病隶属于中医学"鸡精"病的范畴,认为多因房事不节或手淫过度,导致肾阴亏损,相火妄动;或七情不调,肝气郁结,疏泄失常,约束无能;或思虑过度,心脾两虚,而致肾失封藏,固摄无权所致。按摩相关穴位,可补肾固精、调神止泄,从而达到治疗的目的。

选穴定位

心俞: 第5胸椎棘突下,后正中线旁开1.5寸。
肝俞: 第9胸椎棘突下,后正中线旁开1.5寸。
肾俞: 第2腰椎棘突下,后正中线旁开1.5寸。
上髎: 正对第1骶后孔中。
关元: 脐中下3寸,前正中线上。
中极: 脐中下4寸,前正中线上。
足三里: 犊鼻下3寸,犊鼻与解溪连线上。
三阴交: 内踝尖上3寸,胫骨内侧缘后际。

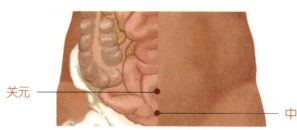

第七章 男科疾病的按摩疗法

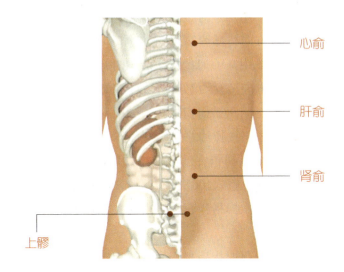

心俞

肝俞

肾俞

上髎

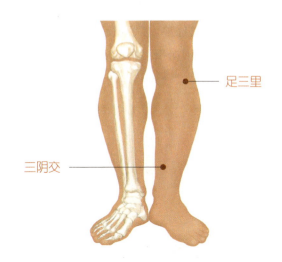

足三里

三阴交

方义分析

心俞、肝俞、肾俞、上髎： 足太阳膀胱经腧穴，心俞又为心之背俞穴，可养心调神；肝俞又为肝之背俞穴，可疏导气机；肾俞又为肾之背俞穴，可益肾固精；上髎可调肾固摄。

关元、中极： 任脉腧穴，关元又与足三阴经交会，可调肝、脾、肾之经气，以固精关；中极可益肾兴阳。

足三里： 足阳明胃经腧穴，可补气血、清湿热。

三阴交： 足三阴经交会穴，可补益肝、脾、肾，以固摄精关。

按摩方法

按揉心俞： 用两手拇指指腹沿顺时针方向按揉心俞约2分钟，然后沿逆时针方向按揉约2分钟，以局部出现酸胀感为佳。

按揉肝俞： 用两手拇指指腹沿顺时针方向按揉肝俞约2分钟，然后沿逆时针方向按揉约2分钟，以局部出现酸胀感为佳。

按揉肾俞： 用两手拇指指腹沿顺时针方向按揉肾俞约2分钟，然后沿逆时针方向按揉约2分钟，以局部出现酸胀感为佳。

按压上髎： 以拇指在前、四指在后的姿势，两手抵住腰部，以中指用力按压上髎穴100次，以局部有酸胀感为佳。

点按关元： 用拇指指腹轻轻点按关元约2分钟，以局部出现酸胀感为佳。

点按中极： 用拇指指腹轻轻点按中极约2分钟，以局部出现酸胀感为佳。

按揉足三里： 用拇指沿顺时针方向按揉足三里约2分钟，再沿逆时针方向按揉约2分钟，以感到酸胀为宜。

按揉三阴交： 用拇指沿顺时针方向按揉三阴交约2分钟，然后沿逆时针方向按揉约2分钟，以局部出现酸胀感为佳。

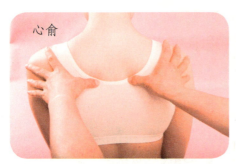
心俞

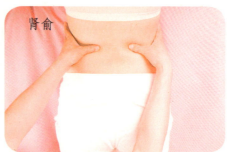
肾俞

按摩提醒

按摩治疗时应调节饮食，忌食辛辣等刺激性食物，节制房事。

慢性前列腺炎

慢性前列腺炎是由于细菌进入前列腺，造成感染而诱发的疾病。临床表现为腰、小腹、会阴、睾丸等部位坠痛、抽痛，小便频数、涩痛，余沥不尽，尿浊或尿道口有白色分泌物；同时伴有性功能改变。此病隶属于中医学"淋证"范畴。中医认为，本病多因饮食不节，嗜食肥甘、酒酪，致使中焦湿热，湿热下注下焦，聚久不除，阻遏经络，令膀胱泌别失职，水道不通；湿热久积，令气血失和，清浊不分，小便行涩不利；或外感寒邪，伤及肾阳，以致失于固摄，而致此病。前列腺按摩疗法就是通过定期对前列腺按摩、引流前列腺液，排出炎性物质，从而达到解除前列腺分泌液郁积，改善局部血液循环，促使炎症吸收和消退的一种疗法。

选穴定位

肾俞： 第2腰椎棘突下，后正中线旁开1.5寸。

膀胱俞： 横平第2骶后孔，后正中线旁开1.5寸。

八髎： 包括上髎、次髎、中髎和下髎，左右共八个穴位，分别在第1、2、3、4骶后孔中，合称"八髎"。

关元： 脐中下3寸，前正中线上。

中极： 脐中下4寸，前正中线上。

阴陵泉： 胫骨内侧髁下缘与胫骨内侧缘之间的凹陷中。

三阴交： 内踝尖上3寸，胫骨内侧缘后际。

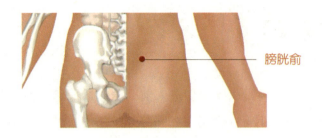

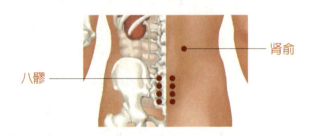

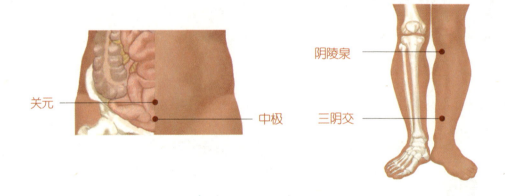

方义分析

肾俞、膀胱俞、八髎： 足太阳膀胱经腧穴，肾俞又是肾之背俞穴，可补肾固摄；膀胱俞又是膀胱之背俞穴，可分清别浊；八髎可调和气血、补益下焦、清热利湿。

关元、中极： 任脉腧穴，又与足三阴经相交，可调补肝、脾、肾之经气，中极又为膀胱之募穴，故可利湿祛浊。

三阴交、阴陵泉： 足太阴脾经腧穴，三阴交可调肝、脾、肾之气机，阴陵泉可清利下焦湿热。

按摩方法

按揉肾俞： 用两手拇指指腹沿顺时针方向按揉肾俞约2分钟，然后沿逆时针方向按揉约2分钟，以局部出现酸胀感为佳。

按揉膀胱俞： 用两手拇指指腹沿顺时针方向按揉膀胱俞约2分钟，然后沿逆时针方向按揉约2分钟，以局部出现酸胀感为佳。

推擦八髎： 手掌伸直，用掌面着力，紧贴骶部八髎两侧皮肤，自上向下、连续不断地直线往返，摩擦5～10分钟。

点按关元： 用拇指指腹轻轻点按关元约2分钟，以局部出现酸胀感为佳。

点按中极： 用拇指指腹轻轻点按中极约2分钟，以局部出现酸胀感为佳。

按揉三阴交： 用拇指沿顺时针方向按揉三阴交约2分钟，然后沿逆时针方向按揉约2分钟，以局部出现酸胀感为佳。

按揉阴陵泉： 用拇指沿顺时针方向按揉阴陵泉约2分钟，然后沿逆时针方向按揉约2分钟，以局部出现酸胀感为佳。

按摩提醒

以下几种情况不宜按摩：急性细菌性前列腺炎患者禁用前列腺按摩，被怀疑为前列腺结核、肿瘤的患者不适合按摩，慢性前列腺炎急性发作期、前列腺萎缩或硬化患者也不适合按摩。在按摩中，如果发现前列腺触痛明显，囊性感增强，要及时到医院就诊。还需特别提醒的是，前列腺按摩只是一种辅助治疗手段，不能完全替代其他疗法。前列腺急性炎症期禁忌按摩，因为在急性炎症期间，前列腺组织充血、水肿明显，按摩后会使组织损伤，炎症扩散，同时会使细菌进入血液，导致败血症，使症状加重。

不育症

结婚2年以上的夫妇同居,未采取任何避孕节育措施,女方检查又完全正常,却不能生育的,称为男子不育症。中医认为,本病主要责之肾虚,肾主生殖,其次与肝郁、痰湿、血瘀等有关。按摩应以肾为本,兼顾肝脾,可辅助治疗男性不育症。

选穴定位

命门: 第2腰椎棘突下凹陷中,后正中线上。
肾俞: 第2腰椎棘突下,后正中线旁开1.5寸。
志室: 第2腰椎棘突下,后正中线旁开3寸。
关元: 脐中下3寸,前正中线上。
足三里: 犊鼻下3寸,犊鼻与解溪连线上。
三阴交: 内踝尖上3寸,胫骨内侧缘后际。

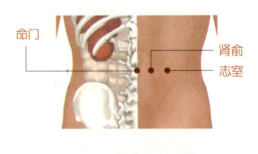

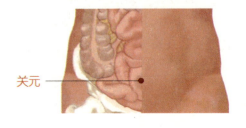

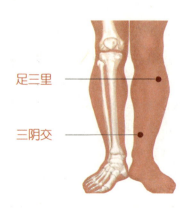

第七章 男科疾病的按摩疗法

方义分析

命门： 督脉腧穴，穴在两肾俞之间，当肾间动气处，为元气之根本，生命之门户，故可培元固本、强健腰膝。

肾俞： 足太阳膀胱经腧穴，又为肾之背俞穴，可益肾固本兴阳。

志室： 足太阳膀胱经腧穴，肾与膀胱相表里，故可益肾摄精。

关元： 任脉腧穴，又与足三阴经交会，可调肝、脾、肾之经气，以补肾培元、温阳固脱。

足三里： 足阳明经腧穴，能调理气血。

三阴交： 足三阴经交会穴，可补益肝、脾、肾。

按摩方法

按揉命门： 用拇指沿顺时针方向按揉命门约2分钟，然后沿逆时针方向按揉约2分钟，以局部出现酸胀感为佳。

按揉肾俞： 用两手拇指指腹沿顺时针方向按揉肾俞约2分钟，然后沿逆时针方向按揉约2分钟，以局部出现酸胀感为佳。

按揉志室： 用两手拇指指腹沿顺时针方向按揉志室约2分钟，然后沿逆时针方向按揉约2分钟，以局部出现酸胀感为佳。

点按关元： 用拇指指腹轻轻点按关元约2分钟，以局部出现酸胀感为佳。

按揉足三里： 用拇指沿顺时针方向按揉足三里约2分钟，再沿逆时针方向按揉约2分钟，以感到酸胀为宜。

按揉三阴交： 用拇指沿顺时针方向按揉三阴交约2分钟，然后沿逆时针方向按揉约2分钟，以局部出现酸胀感为佳。

按摩提醒

配合拍打腰骶部效果更佳：每天拍打腰骶部3遍，每遍108次，直到腰骶部气血通畅、微微发热为止。此法可以强壮腰膝、补益肾气，辅助治疗不育症。

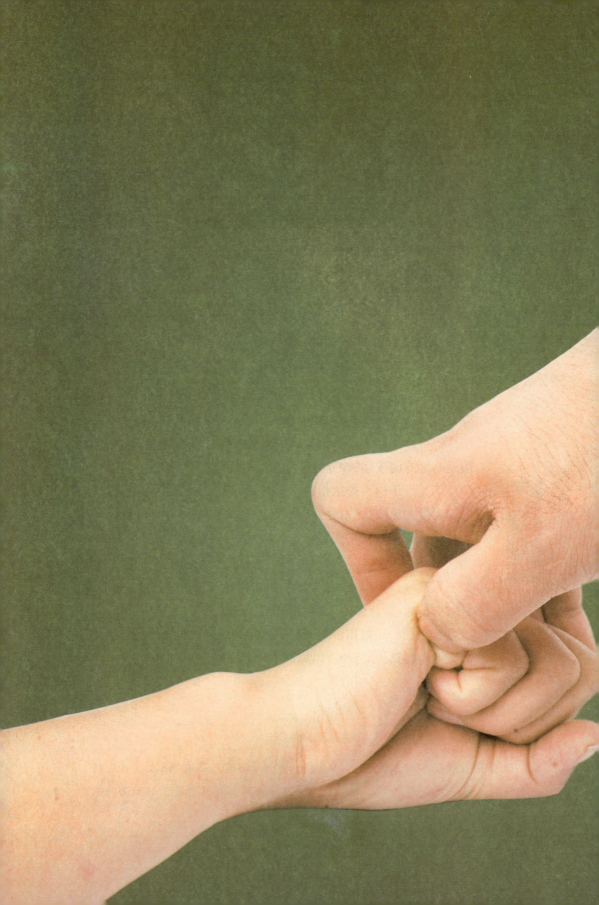

PART 8

养颜瘦身的按摩疗法

痤疮

痤疮俗称"青春痘",是指人体面部、胸部、肩颈部、背项部的局部皮肤表面出现的形如粟米,分散独立,分布与毛孔一致的小丘疹或黑头丘疹,用力挤压,可见有白色米粒样的汁液溢出,且此愈彼起,反复出现,又称肺风粉刺。中医认为,痤疮是青年人气血旺盛,加之阳热偏盛,脉络充盈,内热外壅,伏郁体表,外受风邪所致,按摩相关穴位能够滋养肝脾、祛除湿热,缓解症状。

选穴定位

大椎: 第7颈椎棘突下凹陷中,后正中线上。
肺俞: 第3胸椎棘突下,后正中线旁开1.5寸。
四白: 瞳孔直下,颧骨上方凹陷中。
曲池: 尺泽与肱骨外上髁连线中点凹陷中。
列缺: 腕掌侧远端横纹上1.5寸,拇短伸肌腱与拇长展肌腱之间,拇长展肌腱沟的凹陷中。
合谷: 第2掌骨桡侧的中点处。

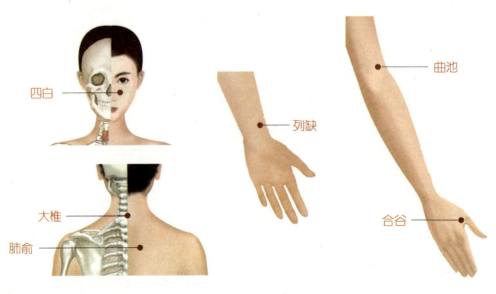

第八章 养颜瘦身的按摩疗法

方义分析

大椎： 督脉之腧穴，又与手足三阳经交会，故可宣阳泄热。
肺俞： 足太阳膀胱经腧穴，又是肺之背俞穴，可宣肺祛风。
四白： 足阳明胃经腧穴，可通经活络。
曲池、合谷： 手阳明大肠经腧穴，曲池又为合穴，合谷又为原穴，二穴可泄热通腑、解表散邪，调达五脏之气机。
列缺： 手太阴肺经之络穴，亦是八脉交会穴（通于任脉），可清热散风、通络止痛。

按摩方法

按揉大椎： 用大拇指沿顺时针方向按揉大椎约2分钟，然后沿逆时针方向按揉约2分钟，以局部出现酸胀感为佳。
按揉肺俞： 两手拇指同时用力，沿顺时针方向按揉肺俞约2分钟，然后沿逆时针方向按揉约2分钟，以局部出现酸胀感为佳。
按揉四白： 用两手拇指顺时针方向按揉四白约2分钟，然后逆时针方向按揉约2分钟，以出现酸胀感觉为佳。
按揉曲池： 用拇指沿顺时针方向按揉曲池约2分钟，然后沿逆时针方向按揉约2分钟，左右手交替进行，以局部出现酸胀感为佳。
揉掐列缺： 拇指轻揉列缺30秒，然后用拇指和食指掐按1分钟，以局部出现酸胀感为佳。
按压合谷： 用大拇指垂直往下按压合谷80～100次，以出现酸胀感为佳。

按摩提醒

按摩时加腰背部胃俞、大肠俞，上肢鱼际、少泽，下肢血海、足三里，效果更佳。

眼袋

眼袋,就是下眼睑浮肿,由于眼睑皮肤很薄,皮下组织薄而松弛,很容易发生水肿,从而产生眼袋。眼袋的形成有诸多因素,遗传是重要因素,而且随着年龄的增长愈加明显。中医认为,眼袋多为禀赋不足,脾肾两虚,或体质虚弱,气血两亏,气血不能上行面部濡养;或脾气不足,脾失健运,水湿内停,滞留于面部脉络而引发。按摩相关穴位可提高脾胃功能,促进血液循环,对消除眼袋是非常有实际意义的。

选穴定位

睛明: 目内眦内上方眶内侧壁凹陷中。

承泣: 眼球与眶下缘之间,瞳孔直下。

瞳子髎: 目外眦外侧0.5寸凹陷中。

四白: 瞳孔直下,颧骨上方凹陷中。

太阳: 眉梢与目外眦之间,向后约1横指的凹陷中。

水分: 脐中上1寸,前正中线上。

气海: 脐中下1.5寸,前正中线上。

关元: 脐中下3寸,前正中线上。

脾俞: 第11胸椎棘突下,后正中线旁开1.5寸。

肾俞: 第2腰椎棘突下,后正中线旁开1.5寸。

阴陵泉: 胫骨内侧髁下缘与胫骨内侧缘之间的凹陷中。

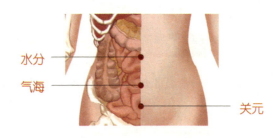

第八章 养颜瘦身的按摩疗法

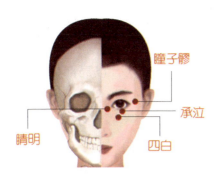
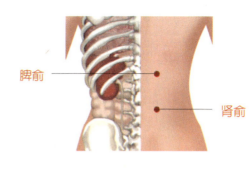
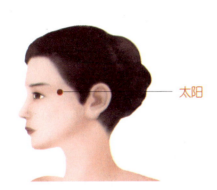
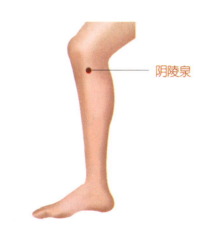

方义分析

睛明： 足太阳膀胱经的起始穴，具有疏通经络、增强水液代谢的作用。

承泣： 足阳明胃经的起始穴，阳明经多气多血，故承泣有调理气血、增加气血、营养肌肤的作用。

瞳子髎： 足太阳胆经腧穴，可以迅速将生理代谢产物排出体外。

四白： 足阳明胃经腧穴，可以行气活血。

太阳： 经外奇穴，可清除毒素、净化局部内环境。

水分： 任脉腧穴，可消除体内湿邪。

关元、气海： 任脉腧穴，具有升阳益气、消除阴邪之作用。

脾俞、肾俞： 膀胱经之背俞穴，具有补益先天和后天之作用。

阴陵泉： 足太阴脾经腧穴，又是合穴，具有健脾利湿作用。

按摩方法

点按睛明： 用两手拇指或中指轻轻按揉睛明约2分钟，以局部有酸胀感为佳。

点按承泣： 用两手拇指点按承泣30~50次，以局部感到酸胀为好，每天3~5次。

按揉瞳子髎： 两手拇指或食指同时按压瞳子髎半分钟后，沿顺时针方向按揉1分钟，然后逆时针方向按揉1分钟。

按揉四白： 用两手拇指顺时针方向按揉四白约2分钟，然后逆时针方向按揉约2分钟，以局部有酸胀感为佳。

点压太阳： 用两手中指点压太阳30秒，随后按揉2分钟。

点按水分： 用拇指指腹点按水分30~50次，以局部有酸胀感为佳。

按揉气海： 用拇指指腹按压气海30秒，然后沿顺时针方向按揉约2分钟，以局部出现酸胀感为佳。

按揉关元： 用拇指指腹按压关元30秒，然后沿顺时针方向按揉约2分钟，以局部出现酸胀感为佳。

按揉脾俞： 两手拇指指腹同时用力，沿顺时针方向按揉脾俞约2分钟，然后沿逆时针方向按揉约2分钟，以局部出现酸胀感为佳。

按揉肾俞： 两手拇指指腹同时用力，沿顺时针方向按揉肾俞约2分钟，然后沿逆时针方向按揉约2分钟，以局部出现酸胀感为佳。

按揉阴陵泉： 用拇指沿顺时针方向按揉阴陵泉约2分钟，然后沿逆时针方向按揉约2分钟，以局部出现酸胀感为佳。

按摩提醒

现代研究证明，良好的睡眠可明显改善眼睑组织的血液循环，可使眼周各层组织保持良好的活力，从而有效防止眼袋的发生与加重。如果长期睡眠不足，则使眼周组织慢性疲劳，血运障碍，导致各层组织退行性衰老改变，再加之重力的作用，使得眼袋过早出现，并迅速加大加重。另外，均衡的营养摄入、保健按摩和优质的营养霜类都是防止眼袋的有效方法。

面部皱纹

皱纹是皮肤老化的结果,是皮肤缺乏水分、表面脂肪减少、弹性下降的表现。其直接影响面部的容貌,是美容的大敌,尤其是眼角的鱼尾纹最能体现一个人的衰老。中医认为,此病多因脾胃虚弱,气血化生不足,面部失于濡养造成;或肝肾阴虚,阴血不足,肌腠失去濡润;或情志失调,忧思悲愁,令气机不畅,气血郁滞,不能上荣于面造成面焦。按摩相关穴位能够滋阴养血、润燥生津、疏通经络、濡肌除皱,从而达到消除皱纹的目的。

选穴定位

神庭: 前发际正中直上0.5寸。
百会: 前发际正中直上5寸,头顶正中心。
阳白: 眉上1寸,瞳孔直上。
太阳: 眉梢与目外眦之间,向后约1横指的凹陷中。
颧髎: 颧骨下缘,目外眦直下凹陷中。
地仓: 口角外侧,上直对瞳孔。
头部任督二脉: 天突→廉泉→承浆→水沟→素髎→神庭→上星→百会。

百会

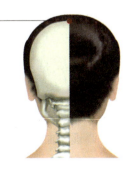

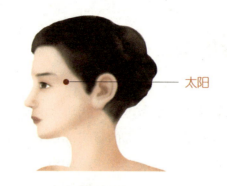

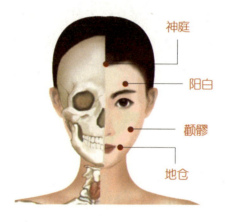

方义分析

神庭、百会： 神庭是督脉腧穴，与足太阳、足阳明经交会穴；百会也为督脉腧穴，与足太阳经交会穴，二者可以益气升阳、活血润面。

阳白： 足少阳胆经腧穴，与阳维脉交会穴，可以清热、解毒、除湿、消皱。

太阳： 经外奇穴，可以通经活络、泄热排毒。

颧髎： 手太阳小肠经腧穴，与手少阳经的交会穴，可以清热消风、活血通络。

地仓： 足阳明胃经腧穴，又是手阳明经与阳脉交会穴，可以通络活血、滋养肌肤。

头部任督二脉： 任脉为阴脉之海，可以调补阴血；督脉总督人体一身之阳气，二脉可调理气血，加强对肌肤的濡养和滋润。

按摩方法

按揉神庭： 用食指或中指指腹按揉神庭80～100次，以局部出现酸胀感为佳。

按揉百会： 用拇指按压百会约30秒，按顺时针方向按揉约1分钟，然后按逆时针方向按揉约1分钟，以局部出现酸胀感为佳。

按揉阳白： 用两手拇指指腹按揉阳白100～200次，以局部出现酸胀感为佳。

点压太阳： 用两手中指点压太阳30秒，随后按揉2分钟。

按揉颧髎： 用中指或食指点按两侧颧髎约半分钟，再顺时针方向按揉2分钟，以局部感到酸痛为宜。

按抹地仓： 双手食指的指面压于地仓上，用力按压，配合振法，以抹法结束。每次5分钟。

按摩头部任督二脉： 五指并拢，手微屈，呈捧脸姿势，以中指为主带动其他四指适当用力，用指腹、手掌按摩。

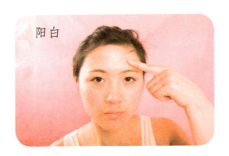

阳白

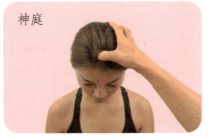

神庭

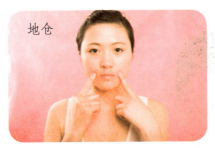

地仓

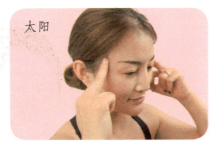

太阳

按摩提醒

按摩头部时动作要连贯、轻盈，有一定力度。

额头纹、鱼尾纹

额头上很容易留下横向皱纹，这是由于纵向皮肤逐渐松弛造成的。所以，需要对皮肤进行纵向护理，让皮肤不再下垂。鱼尾纹是人体生理衰老的表现之一，是出现在人的眼角和鬓角之间的皱纹，其纹路与鱼尾巴上的纹路很相似，故被形象地称为鱼尾纹。按摩相关穴位可以延缓肌肤的老化速度，从而减少皱纹的出现。

选穴定位

上星： 前发际正中直上1寸。

头维： 额角发际直上0.5寸，头正中线旁开4.5寸。

太阳： 眉梢与目外眦之间，向后约1横指的凹陷中。

阳白： 眉上1寸，瞳孔直上。

印堂： 两眉毛内侧端中间的凹陷中。

瞳子髎： 目外眦外侧0.5寸凹陷中。

足三里： 犊鼻下3寸，犊鼻与解溪连线上。

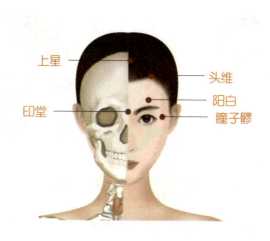

第八章 养颜瘦身的按摩疗法

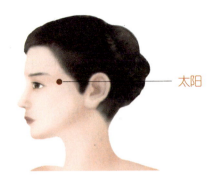
太阳

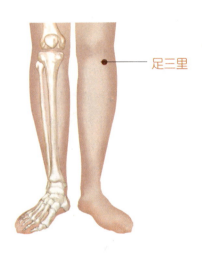
足三里

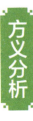
方义分析

上星： 督脉腧穴，位于额头部位，可降浊升清、除皱。

头维： 足阳明胃经腧穴，可行气活血。

太阳： 经外奇穴，位于眼区部位，可疏通局部经气，清除眼部郁热。

阳白： 足少阳胆经腧穴，与阳维脉交会穴，可以清热、解毒、除湿、消皱。

印堂： 经外奇穴，可以祛邪通络。

瞳子髎： 足太阳胆经腧穴，可以迅速将生理代谢产物排出体外。

足三里： 足阳明胃经腧穴，又是足阳明胃经合穴，可以补气补血，补充皮肤所需之营养。

按摩方法

按揉上星： 用手指指端沿顺时针、逆时针方向交替按摩30～50次，以局部出现酸胀感为佳。

按揉太阳： 两手中指同时用力，沿顺时针方向按揉太阳约2分钟，然后沿逆时针方向按揉约2分钟，以局部出现酸胀感为佳。

按揉阳白： 用两手拇指指腹按揉阳白100～200次，以局部出现酸胀感为佳。

推抹印堂： 用拇指从鼻子向额头方向推抹印堂约2分钟，以局部出现酸胀感为佳。

按揉瞳子髎： 两手拇指或食指同时按压瞳子髎半分钟后，沿顺时针方向按揉1分钟，然后逆时针方向按揉1分钟。

按揉头维： 用拇指指腹按揉头维约1分钟，沿顺时针方向按揉约1分钟，然后沿逆时针方向按揉约1分钟，以局部出现酸胀感为佳。

按揉足三里： 用拇指沿顺时针方向按揉足三里约2分钟，然后沿逆时针方向按揉约2分钟，以局部出现酸胀感为佳。

按摩提醒

配合以下局部按摩效果更佳：

指压眼部：用双手的3个长指先压眼眉下方3次，再压眼眶下方3次。3～5分钟后眼睛会格外明亮，每日可做数次。长期坚持可以去除眼角的皱纹。

推摩额头：搓热双手，手掌交替自下而上推摩额头，至发际线15次。再以两手大拇指抵住两侧太阳穴，双手从额中向两侧旁推20次，使之发热，每天一次，可令神清气爽，改善面色，保护眼睛视力，预防及减少抬头纹，缓解额头胀痛。

皮肤粗糙

皮肤粗糙多是因肌肤水油平衡失调、新陈代谢能力下降所导致。日常生活中,强烈的紫外线照射、干燥环境的影响、工作压力大、不良的生活习惯,如熬夜、吃快餐、吸烟等因素都会导致我们的肌肤越来越干燥,长期得不到改善,就会出现干裂粗糙的现象。中医认为,皮肤粗糙是阴血不足,内有燥火引发的。按摩是一种强弱适宜的刺激,它可以促进血液循环,使皮脂和汗液分泌正常,增强皮下组织的功能,使皮肤更具活力。所以,按摩在恢复皮肤疲劳、预防皮肤老化方面有较为理想的效果。

选穴定位

肺俞: 第3胸椎棘突下,后正中线旁开1.5寸。

肝俞: 第9胸椎棘突下,后正中线旁开1.5寸。

滑肉门: 脐中上1寸,前正中线旁开2寸。

关元: 脐中下3寸,前正中线上。

合谷: 手背第2掌骨桡侧的中点处。

血海: 髌底内侧端上2寸,股内侧肌隆起处。

足三里: 犊鼻下3寸,犊鼻与解溪连线上。

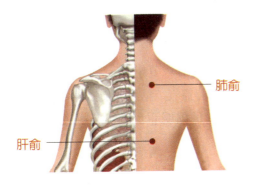
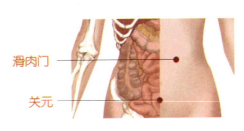

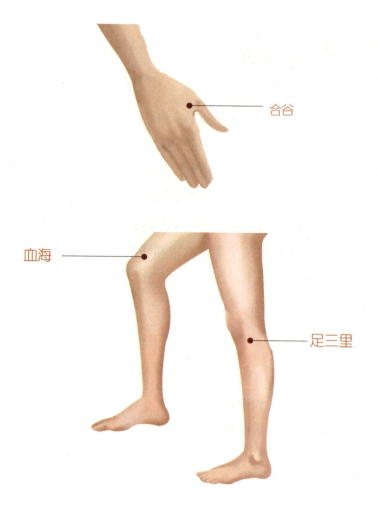

方义分析

肺俞、肝俞： 足太阳膀胱经腧穴，又是肺、肝之背俞穴，可滋阴养血，供给皮肤营养。

关元： 任脉腧穴，又与足三阴经相交，可调肝、脾、肾之经气，益肾阳，补气血。

滑肉门： 足阳明胃经腧穴，可健脾胃，促进皮肤对营养物质的吸收，保证皮肤代谢功能正常。

合谷： 手阳明之原穴，对大肠的消导有调节作用。

血海： 足太阴脾经之腧穴，可以健脾益气、活血凉血、祛湿清热。

足三里： 足阳明胃经腧穴，又是足阳明胃经合穴，可以补气补血，补充皮肤所需之营养。

第八章 养颜瘦身的按摩疗法

按摩方法

按揉肺俞：用两手拇指指腹同时用力，沿顺时针方向按揉肺俞约2分钟，然后沿逆时针方向按揉约2分钟，以局部出现酸胀感为佳。

按揉肝俞：用两手拇指指腹同时用力，沿顺时针方向按揉肝俞约2分钟，然后沿逆时针方向按揉约2分钟，以局部出现酸胀感为佳。

按揉关元：用拇指指腹按压关元约30秒，然后沿顺时针方向按揉约2分钟，以局部出现酸胀感为佳。

按揉滑肉门：用两手拇指或中指按压两侧滑肉门半分钟，再顺时针方向按揉2分钟，以局部出现酸胀感为佳。

按压合谷：用大拇指垂直往下按压合谷80~100次，以出现酸胀感为佳。

按揉血海：用两手拇指沿顺时针方向按揉血海约1分钟，然后沿逆时针方向按揉约1分钟，以局部出现酸胀感为佳。

按揉足三里：用拇指沿顺时针方向按揉足三里约2分钟，然后沿逆时针方向按揉约2分钟，以局部出现酸胀感为佳。

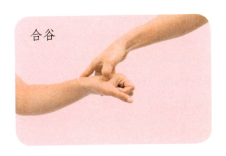
合谷

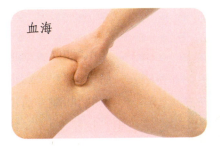
血海

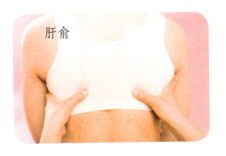
肝俞

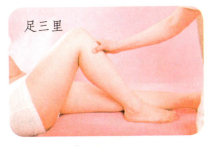
足三里

按摩提醒

每天最好进行2~3次，每次20分钟左右。

乳房下垂

乳房下垂，是指女性乳房前突的长度过大，乳头下垂。乳房的理想位置应在胸部第二至第六肋之间，乳头位于第四肋间隙。临床多表现为：乳房松软下垂，或乳房不丰满而下垂；多伴有面色不华，神疲乏力，腰膝酸软，心悸气短，食欲不佳。中医认为，此病多因哺乳期过长，乳房过于疲劳，而后天脾胃失司，气血生化不足，乳房失于濡养；或素体虚弱，气血不足，乳房失养；或肝郁气滞，经络阻塞，气血不行，乳房失濡所致。按摩相关穴位，可行气活血、滋养乳房，使乳房恢复到原来的挺直位置。

选穴定位

膻中： 平第4肋间，前正中线上。
中脘： 脐中上4寸，前正中线上。
乳根： 第5肋间隙，前正中线旁开4寸。
足三里： 犊鼻下3寸，犊鼻与解溪连线上。

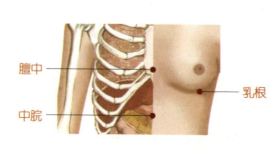
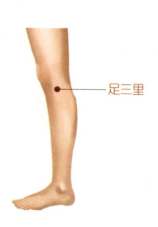

方义分析

膻中、中脘： 任脉腧穴，膻中又为气会之穴，故可调气补气；中脘又为胃之募穴，可调补后天之本。

乳根、足三里： 足阳明胃经腧穴，足三里又为足阳明之合穴，乳根又位于乳下，二穴可健脾胃、补气血，升举乳房。

按摩方法

指推膻中： 用拇指或中指自下而上推膻中约2分钟，以局部出现酸胀感为佳。

按揉中脘： 用拇指指腹按压中脘约30秒，然后沿顺时针方向按揉约2分钟，以局部出现酸胀感为佳。

按揉乳根： 将拇指、食指分开，用虎口处轻轻上托乳房，食指或中指稍用力下压，缓慢点揉位于肋间隙内的乳根5~10分钟，动作宜轻柔缓和，逐渐用力，以有酸胀感为佳。

按揉足三里： 用拇指沿顺时针方向按揉足三里约2分钟，然后沿逆时针方向按揉约2分钟，以局部出现酸胀感为佳。

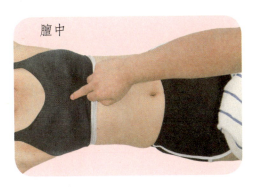
膻中

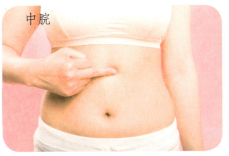
中脘

按摩提醒

坚持以上穴位按摩，具有补气、健脾胃之功效，脾胃健运，气血生化有源，又兼中气得以补养，则乳房自能升举。

乳房发育不良

进入青春期之后的女子，乳房发育成半球形，呈现出丰满和青春的魅力。但也有的女子胸部平坦，乳房幼小，未充分隆起，胸大肌不发达，侧视没有明显曲线。中医认为，此病多因先天禀赋不足，精血亏乏，不能颐养先天，以致冲任失调；后天脾胃运化失司，气血生化无源，以致不能濡养乳房，而致使其扁平、过小而发育不良。按摩相关穴位，可行气活血，乳房能得气血濡养而丰满。

选穴定位

中脘： 脐中上4寸，前正中线上。
乳根： 第5肋间隙，前正中线旁开4寸。
血海： 髌底内侧端上2寸，股内侧肌隆起处。
三阴交： 内踝尖上3寸，胫骨内侧缘后际。

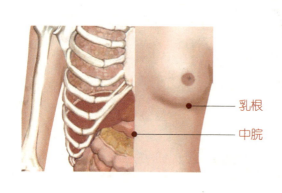
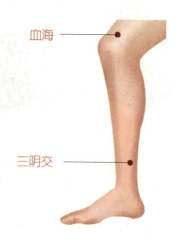

方义分析

乳根： 足阳明胃经腧穴，阳明经多气多血，乳房为阳明经所循行，故乳房能得气血濡养而丰满。

中脘： 任脉腧穴，又为胃之募穴，可健脾胃、补气血、补益后天。

血海、三阴交： 足太阴脾经腧穴，血海可以补血活血；三阴交又与足三阴经交会，可调肝、脾、肾之经气，经气畅则气血和。

按摩方法

按揉中脘： 用拇指指腹按压中脘约30秒，然后沿顺时针方向按揉约2分钟，以局部出现酸胀感为佳。

按揉乳根： 将拇指、食指分开，用虎口处轻轻上托乳房，食指或中指稍用力下压，缓慢点揉位于肋间隙内的乳根5~10分钟，动作宜轻柔缓和，逐渐用力，以有酸胀感为佳。

点揉血海： 用拇指点揉血海2~3分钟，有酸痛感为宜。

按揉三阴交： 用拇指指腹按揉三阴交3~5分钟，以局部出现酸胀感为佳。

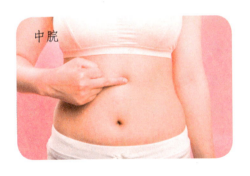
中脘

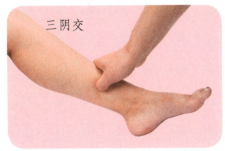
三阴交

按摩提醒

多做乳房自我按摩，疏通经络，促进提升。

肩部健美

对称、圆滑、宽阔、饱满、线条优美的肩膀，给人以健美的感觉，而窄肩膀、斜肩和溜肩，则会给人以瘦弱、病态的感觉。按摩肩部穴位不仅可以塑造圆滑、线条优美的肩膀，而且还可以矫正肩膀的外形缺陷和防治肩周疾病，并具有保持肩关节稳定的作用。

选穴定位

肩井： 第7颈椎棘突与肩峰最外侧点连线的中点。
天宗： 肩胛冈中点与肩胛骨下角连线上1/3与下2/3交点凹陷中。
肩贞： 肩关节后下方，腋后纹头直上1寸。
肩髃： 肩峰外侧缘前端与肱骨大结节两骨间凹陷中。
肩髎： 肩峰角与肱骨大结节两骨间凹陷中。

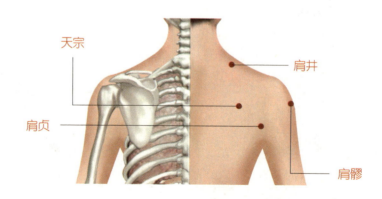

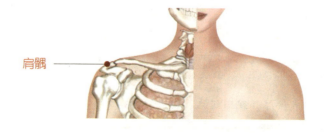

方义分析

肩井： 足少阳胆经腧穴，又为足少阳、阳维之交会穴，可祛风清热、活络消肿。

天宗、肩贞： 手太阳小肠经腧穴，可改善肩胛、肩关节部位气血运行。

肩髃： 手阳明大肠经腧穴，阳明经多气多血，故其可行气活血。

肩髎： 手少阳三焦经腧穴，可疏通该处经脉，调和气血。

按摩方法

按揉肩井： 用两手拇指按压肩井约1分钟，然后按揉约2分钟，以局部出现酸胀感为佳。

按揉天宗： 用两手拇指指腹沿顺时针方向按揉天宗约1分钟，然后沿逆时针方向按揉约1分钟，以局部出现酸胀感为佳。

按揉肩贞： 用两手拇指按压肩井约1分钟，然后按揉约2分钟，以局部出现酸胀感为佳。

按揉肩髃： 用拇指沿顺时针方向按揉肩髃约2分钟，然后沿逆时针方向按揉约2分钟，以局部出现酸胀感为佳。

按揉肩髎： 用拇指沿顺时针方向按揉肩髎约2分钟，然后沿逆时针方向按揉约2分钟，以局部出现酸胀感为佳。

按摩提醒

可配合颈肩腰背健康操效果更佳：

第一式　头部米字运动：头部先后向八个方向运动，但切忌头部转圈。

第二式　颈部伸缩运动：采取坐或者站的姿势，开始缓慢地抬头，尽力把脖子伸长，并将胸腹一起往上拉伸。

第三式　耸肩运动：头摆正，目光正视前方，挺胸，两臂自然下垂，两肩同时往上耸起，尽力往上，而后放松，再来一次。

第四式　反向拉伸运动：左手向下，往背部拉伸；右手向上，往背后拉伸，两手在肩部合拢。而后左右手交换拉伸，如此反复，对肩膀、颈部和背部均可起到很好的锻炼效果。

肥胖症

肥胖症是指人体脂肪沉积过多，超出标准体重的20%。中医认为，此病多因饮食不节，嗜食肥甘，湿热蕴积，热聚肺胃；或久坐久卧，脾失健运，水湿停聚，凝聚成痰，溢于肌肤；或养尊处优，劳逸失调，痰湿停聚而成。通过对局部穴位的按摩，能通经活络、消脂除湿，达到安全、快速减肥的目的。

选穴定位

大椎： 第7颈椎棘突下凹陷中，后正中线上。
腰阳关： 第4腰椎棘突下凹陷中，后正中线上。
中脘： 脐中上4寸，前正中线上。
关元： 脐中下3寸，前正中线上。
大横： 脐中旁开4寸。
居髎： 髂前上棘与股骨大转子最凸点连线的中点处。

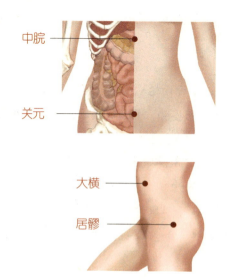

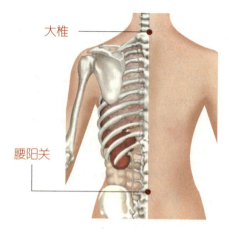

第八章 养颜瘦身的按摩疗法

方义分析

大椎、腰阳关： 督脉腧穴，总督人体一身之阳，而大椎更为手足三阳、督脉之会，二穴合用补阳可消阴，可促进脂肪分解。

中脘、关元： 任脉腧穴，中脘又为胃之募穴，可通调胃腑；关元乃足三阴、任脉之会，小肠之募穴，二穴共用可鼓舞正气、消除壅滞、排出体内代谢产物。

大横： 足太阴脾经腧穴，与阴维脉交会，具有调理肠胃、消脂减肥之作用。

居髎： 足少阳胆经腧穴，为足少阳、阳跷脉之会，可排出体内毒素以消除造成肥胖的水毒和血毒。

按摩方法

按揉大椎： 用拇指沿顺时针方向按揉大椎约2分钟，然后沿逆时针方向按揉约2分钟，以局部出现酸胀感为佳。

按揉腰阳关： 用拇指沿顺时针方向按揉腰阳关约2分钟，然后沿逆时针方向按揉约2分钟，以局部出现酸胀感为佳。

按揉中脘： 用拇指指腹按压中脘约30秒，然后沿顺时针方向按揉约2分钟，以局部出现酸胀感为佳。

点按关元： 用拇指指腹轻轻点按关元约2分钟，以局部出现酸胀感为佳。

按揉大横： 用拇指指腹按压大横约30秒，然后沿顺时针方向按揉约2分钟，以局部出现酸胀感为佳。

按揉居髎： 用拇指沿顺时针方向按揉居髎约2分钟，再沿逆时针方向按揉约2分钟，以感到酸胀为宜。

按摩提醒

腹部肥胖加水分、足三里，臀部肥胖加环跳、三阴交。

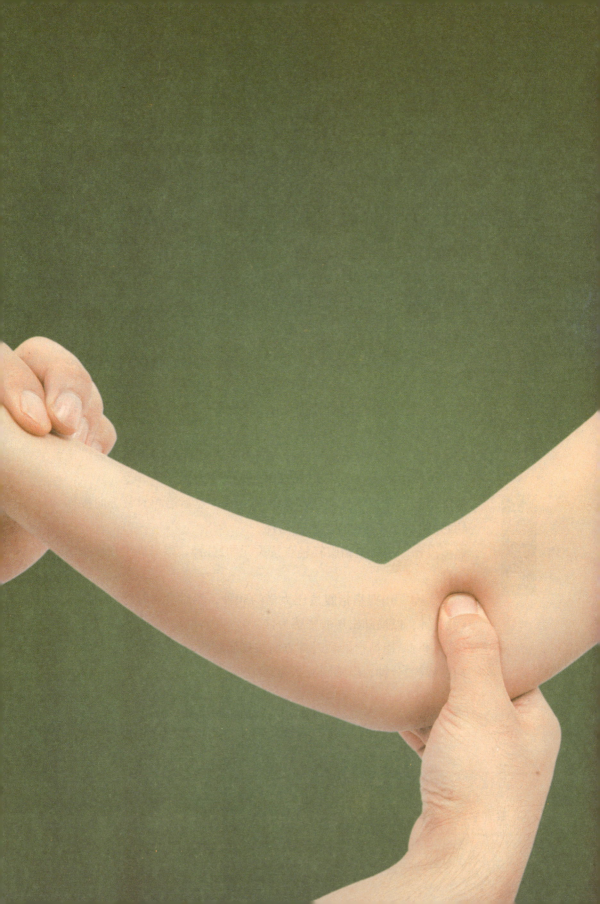